Karen Grosstück

SIGMA PLUS

Gruppenkonzept zur Behandlung des Sigmatismus

Karen Grosstück

SIGMA PLUS

Gruppenkonzept zur Behandlung des Sigmatismus

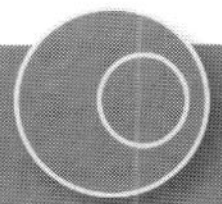

Das Gesundheitsforum

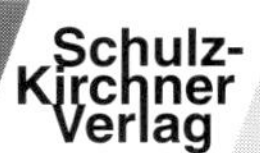

Bibliografische Information der Deutschen Nationalbibliothek
Die Deutsche Nationalbibliothek verzeichnet diese Publikation in der Deutschen Nationalbibliografie; detaillierte bibliografische Daten sind im Internet über http://dnb.d-nb.de abrufbar.

1. Auflage 2010
ISBN 978-3-8248-0656-0

Mollweg 2, D-65510 Idstein
Vertretungsberechtigter Geschäftsführer: Dr. Ullrich Schulz-Kirchner
Fachlektorat: Prof. Dr. Claudia Iven
Lektorat: Doris Zimmermann
Layout: Petra Jeck
Fotos Umschlag und Innenteil: Karen Grosstück
Druck und Bindung: Elektra GmbH, Frankfurter Str. 24, D-65527 Niedernhausen
Printed in Germany

Auch als E-Book erhältlich unter der ISBN 978-3-8248-0785-7

Inhaltsverzeichnis

Abbildungsverzeichnis

Vorwort

Seit dreißig Jahren beschäftige ich mich intensiv mit der Logopädie und fast ebenso viele Jahre habe ich inzwischen Erfahrung mit Therapie in Kleingruppen. Angefangen hat es 1982 mit einer Stimmgruppe für Funktionelle Stimmstörungen für die Facharbeit zum Examen als Logopädin an der Logopädenlehranstalt am Werner Otto Institut in Hamburg, danach folgte eine Aphasikergruppe im Richard Remé-Haus für geriatrische Rehabilitation in Hamburg (1983) und weiter ging es dann in der eigenen Praxis ab 1992 mit Sigmatismusgruppen, Stotterergruppen und Gruppen für Myofunktionelle Therapie. Wie ein roter Faden zieht sich das Thema Gruppentherapie durch meine Tätigkeit als Logopädin. Nach achtzehn Jahren Beschäftigung mit Sigmatismusgruppen war es nun daher für mich an der Zeit, Theorie, Praxis und Erfahrungen zu diesem Thema komprimiert zusammenzustellen und zu veröffentlichen. Über 650 Kinder mit Sigmatismus haben seitdem an den SIGMA PLUS-Kursen teilgenommen, sechzehn Mitarbeiterinnen und Mitarbeiter haben die SIGMA PLUS-Kurse durchgeführt, sieben Mitarbeiterinnen haben Gruppen zum Thema Mundmotorik/Myofunktionelle Therapie entwickelt und geleitet. Daher möchte ich an dieser Stelle Annette Fox-Boyer, Stefanie Bühling (geb. Boltze), Juliane Girndt, Beate von Kirchbach, Silke Fricke, Beate Fiedler-Soriat, Hanna Jochims, Melanie Watermeier (geb. Tietz), Thorsten Pfeiffer, Dorothee von Studnitz, Stefanie Rohloff, Kristin Pein, Maike Gumpert (geb. Husmann), Nadine Winkel, Mariana Gnadt, Ilka Tralle, Anne-Kathrin Schmidt und Ute Borkenhagen für ihre engagierte Mitarbeit in und an den Gruppen danken. Besonders Annette Fox-Boyer mit ihren diversen Forschungsarbeiten im Bereich der Aussprachestörungen und Stefanie Bühling im Bereich der Gruppenarbeit sollen hier nochmal hervorgehoben werden. Ein besonderer Dank für die Organisation und Weiterentwicklung des Qualitätsmanagements im Rahmen der Gruppen geht an meine Bürokraft Cornelia von Kitzing.

Weitere wichtige Anregungen für die Arbeit mit Gruppen verdanke ich meinen Kindern Ole, Lars und Ronja und meinem Enkel Marvin – besonders aus der Zeit, in der unser Haus ständig mit spielenden Kindergruppen voll war. Aus dieser Zeit kommt auch meine Überzeugung, dass Mütter, die Kindergeburtstage organisieren und ständig mehrere Kinder zu Hause „wie einen Sack Flöhe hüten", auch Kindertherapiegruppen spielerisch leiten können. Ein besonderer Dank geht an meinen Mann Detlef, der mich während der Phase intensiven Schreibens mit leckerem Essen versorgt hat und die „Programmabstürze" meines Laptops aushalten musste.

Anne-Kathrin Schmidt und Ronja Grosstück danke ich für das exakte Korrekturlesen. Mein allergrößter Dank für die akribische Feinarbeit beim Durcharbeiten des Textes verbunden mit kreativen Textvorschlägen geht an Doris Zimmermann vom Schulz-Kirchner Verlag. Besonders bei der Strukturierung der Materialsammlung im Teil 2 war dies eine große Hilfe, da die Zusammenstellung der Therapiematerialien über viele Jahre und mit Hilfe vieler Mitarbeiterinnen gewachsen ist und ziemlich uneinheitlich war.
Ein weiterer Dank geht an Petra Jeck vom Schulz-Kirchner Verlag für das kreative Layout und die kompetente Umsetzung meiner Wünsche an die Titelgestaltung.
Die Therapieform Gruppe hat es geschafft, dass ich auch nach 30 Jahren logopädischer Arbeit immer noch gerne Sigmatismustherapie anbiete, obwohl ich das Thema Sigmatismus eigentlich nie besonders spannend fand. Gruppen machen einfach mehr Spaß, nicht nur den Kindern, sondern auch den Therapeuten. Und wenn man so viel Zeit des Lebens mit Arbeit verbringt, dann sollte sie auch Freude bereiten.

Karen Grosstück
Hamburg, Januar 2010

SIGMA PLUS-Gruppe: Memory-Spiel

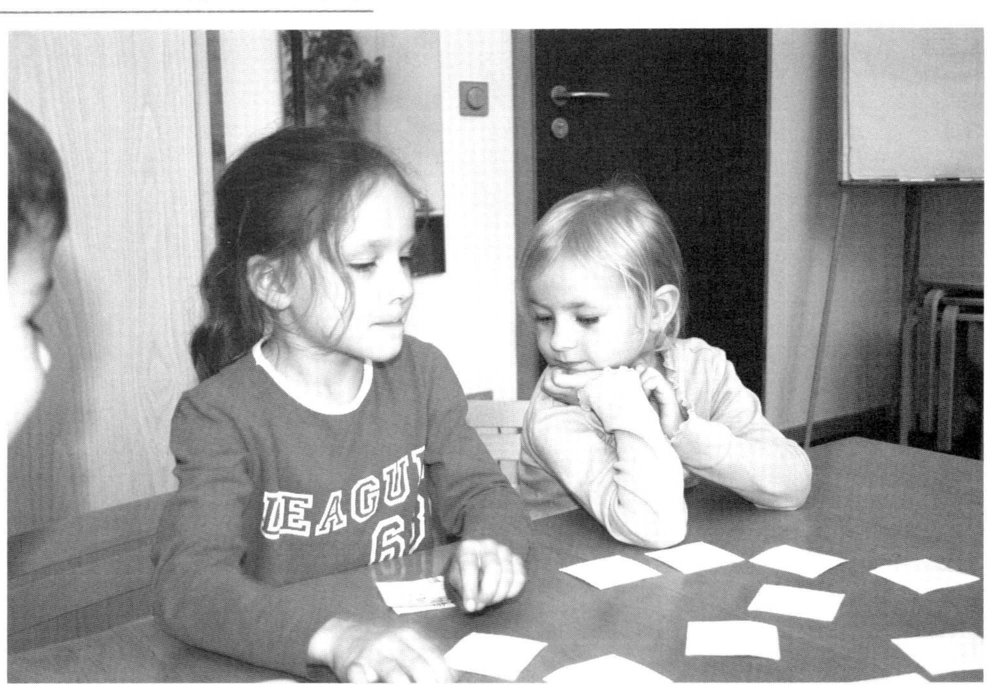

Einleitung

Die Behandlung von Sigmatismen ist eine der am häufigsten nachgefragten Behandlung in logopädischen Praxen. Sigmatismus ist eine auch dem Laien bekannte Sprachstörung mit vergleichsweise einfacher Behandlung, sodass Studierende der Logopädie diese Behandlung schon zu Beginn ihrer Ausbildung kennenlernen. Dies mag auch der Grund dafür sein, dass so viele Logopädinnen und Logopäden diese Behandlung fast immer als Einzeltherapie durchführen. Gruppentherapie wird in den Ausbildungsstätten für Logopädie (Fachschulen oder Hochschulen) selten gelehrt. Einer der Gründe, warum so wenig Gruppentherapie gelehrt und später dann auch nicht angeboten wird, ist sicher das Fehlen geeigneter evaluierter Gruppentherapiekonzepte in der Logopädie. Es gibt sie, aber sie bleiben die Ausnahme in der Logopädie. Um diesen Mangel an erprobten und evaluierten Gruppentherapiekonzepten zu verringern, habe ich mich entschlossen, mein seit 1992 erprobtes, laufend weiterentwickeltes und inzwischen mehrfach überprüftes Gruppentherapiekonzept SIGMA PLUS als Buch zu veröffentlichen, um es einer breiteren Leserschaft zur Verfügung zu stellen.

Ein zweiter Grund, warum Gruppentherapien in der Logopädie vergleichsweise selten angeboten werden, ist sicher der organisatorische Aufwand, der zu betreiben ist, um sinnvoll zusammengestellte Gruppen regelmäßig anbieten zu können. Auch hier möchte ich dem Leser Hilfen aus der langjährig erprobten Praxis an die Hand geben. Im Kapitel 5: Organisation findet sich alles, was in mühevoller Kleinarbeit im Rahmen ständiger Qualitätsverbesserung zusammengetragen wurde.

Der dritte Grund, warum so selten Gruppenangebote gemacht werden, liegt in der zunehmenden Dichte der Versorgung mit Logopädie und damit in der Konkurrenz unter den Praxen. „Ich kann es mir nicht leisten, Patienten auf eine Gruppe warten zu lassen. Dann gehen sie zur Konkurrenz, um dort Einzeltherapie zu bekommen." – so sind die häufig geäußerten Einwände von Kolleginnen und Kollegen. Das stimmt sicher für den Moment, auf Dauer aber wird ein sinnvolles Gruppenangebot, das vor allem auch den Kinderärzten bekannt ist, zu einem Wettbewerbsvorteil. Die Ärzte entlasten darüber ihr „Budget" für Heilmittel, und planbare Therapie mit verlässlichen Aussagen über „Heilungschancen" ist für Patienten ein gutes Argument, um auf eine Therapie auch einmal zu warten (vgl. Kapitel 4.5: Umfragen zu Langzeitergebnissen).

Das vorliegende Programm zur Behandlung des Sigmatismus wurde von mir 1992 zu Beginn meiner selbstständigen Praxistätigkeit entwickelt und in den seitdem vergangenen Jahren laufend von mir und meinen Mitarbeiterinnen weiterentwickelt. Insgesamt 16 Logopädinnen und Logopäden haben in meiner Praxis die SIGMA PLUS-Gruppen durchgeführt und ihre Verbesserungsvorschläge zur Durchführung der Gruppen eingebracht. Unsere Bürokraft war „im Teamwork mit unserem PC-Praxisverwaltungsprogramm" wesentlich an der organisatorischen Verbesserung bei der Erfassung (Warteliste), Einladung und Einteilung der Gruppen beteiligt. Daneben haben auch viele Patienten über ihre Anfragen und positiven und negativen Rückmeldungen zur Verbesserung des Programms beigetragen.

Die räumlichen Veränderungen infolge mehrerer Praxisumzüge fanden ihren Niederschlag auch in unseren Gruppenangeboten. So können die Anforderungen, die Gruppentherapien an die Praxis stellen, heute räumlich besser als zu Beginn der Praxistätigkeit erfüllt werden.

Den Veränderungen im Gesundheitswesen – Anforderungen der Ärzte, limitierten Budgets, knappen Kassen und erhöhtem Leistungsdruck sowie Verordnungsvorgaben durch die Heilmittelrichtlinien – hat das Konzept standgehalten. Die neueste Herausforderung durch die Absenkung der Honorare für Gruppen im Ersatzkassenverbund muss das Angebot SIGMA PLUS noch bestehen. Therapeutisch erfolgreich und ökonomisch sinnvoll ist das Konzept auf jeden Fall.

Da neben der isolierten Behandlung des Sigmatismus häufig doch noch eine Behandlung der fast ebenso oft vorkommenden myofunktionellen Störung notwendig ist bzw. vor Beginn einer Sigmatismustherapie sinnvollerweise eine Verbesserung der orofazialen Fähigkeiten erfolgen sollte, laufen in meiner Praxis seit Jahren auch zu diesem Thema erfolgreiche, von den Praxismitarbeiterinnen entwickelte Gruppenkonzepte, die am Ende des Buches (Kapitel 6: Andere Gruppenkonzepte) kurz vorgestellt werden. Nur die Gesamtheit des Praxisangebotes hat über die Jahre zur erfolgreichen Behandlung des Sigmatismus geführt.

Teil I des Buches beschreibt die Theorie des Programms und stellt die Studienergebnisse zum SIGMA PLUS-Programm vor. Der II. Teil schildert das komplette Stundenprogramm der 12 Gruppenstunden, des Elternabends und der Nachsorgestunde inklusive eines Teils des erforderlichen Materials.

Aus Gründen der Lesbarkeit wird überwiegend der männliche Begriff „Logopäde“ oder „Therapeut“ gewählt. Dies schließt selbstverständlich alle weiblichen Personen mit ein. Wenn im umgekehrten Fall von „Logopädin“ oder „Therapeutin“ gesprochen wird, dann deshalb, weil die Mehrzahl der Therapeutinnen weiblich ist. Auch hier wird das andere Geschlecht selbstverständlich mit angesprochen.

Ich möchte mit der vorliegenden Veröffentlichung all jenen Therapeuten und Therapeutinnen Mut machen, Gruppen anzubieten, die aus den oben beschriebenen Gründen bisher gezögert haben, die Idee in die Tat umzusetzen.

SIGMA PLUS-Gruppe: Lautieren

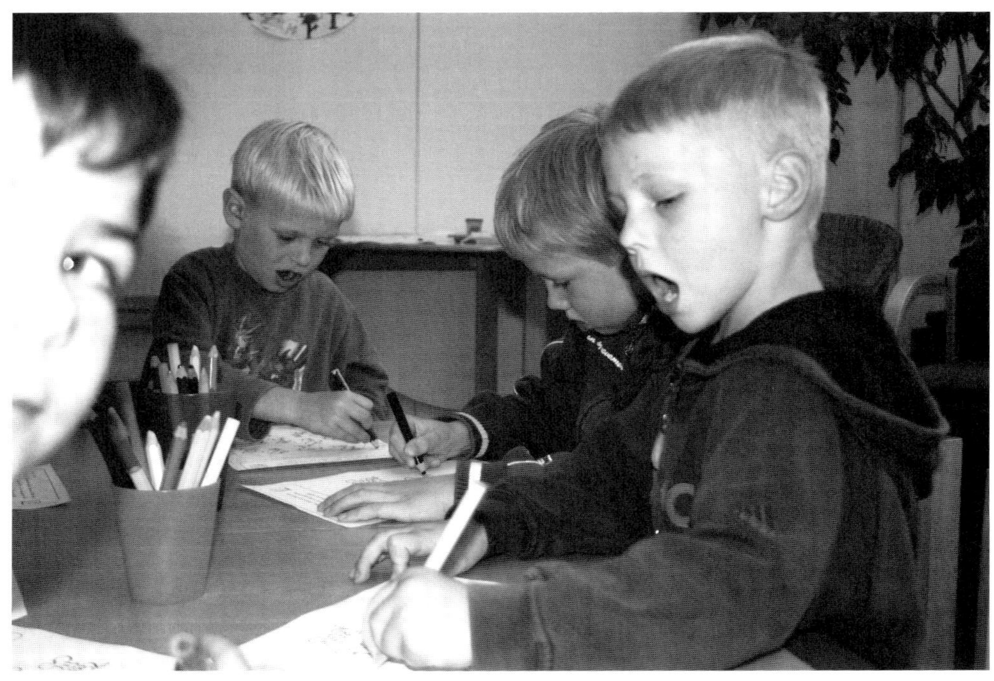

Teil 1

1 Sigmatismus

Der Sigmatismus ist der bekannteste und häufigste Sprechfehler im Deutschen. Daraus folgt, dass fast jeder sich unter dem Begriff Lispeln etwas vorstellen kann und fast jeder eine Meinung dazu hat, wodurch es verursacht wird. Nicht alle im Volksmund dazu verbreiteten „Wahrheiten“ stimmen jedoch wirklich. Zunächst einmal ist das Lispeln, wie es im Volksmund heißt, kein Sprachfehler oder eine Sprachstörung, sondern eine Sprechstörung. Zweitens gibt es nicht eine, sondern viele Ursachen und zum Letzten gibt es nicht „Das Lispeln“, sondern verschiedene Formen von Sigmatismen. Einen großen Vorteil bietet jedoch die hohe Bekanntheit des Lispelns: Es wird weniger oft übersehen als andere, seltener vorkommende Sprach- und Sprechstörungen und dementsprechend oft werden Eltern mit ihren lispelnden Kindern beim Arzt und Logopäden wegen dieses Problems vorstellig.

1.1 Einteilung und Definition

Die Fehlbildung des Zischlautes /s/, also [z] oder [s], wird als Lispeln, Sigmatismus, Stammeln, „Slick auf der Zunge“ oder auch als Artikulationsstörung bezeichnet. Es handelt sich dabei um eine im Wesentlichen motorische Störung. Sie gehört damit zu den Sprechstörungen, im Gegensatz zu den Sprachstörungen, die die Sprachverarbeitung und damit linguistische Prozesse betreffen. Motorische Sprechstörungen oder auch phonetische Störungen sind daher abzugrenzen von phonologischen Störungen, die man zu den Sprachstörungen zählen muss. Die Unterschiede zwischen den bestehenden Gruppen der Aussprachestörungen werden detailliert beschrieben bei Fox (2003). Nach dem Klassifikationsmodell von Dodd (siehe Abb. 1) gibt es vier Untergruppen in der Klassifikation der kindlichen Aussprachestörungen: 1. die Artikulationsstörungen, 2. die verzögerte phonologische Entwicklung, 3. die konsequente phonologische Störung und 4. die inkonsequente phonologische Störung.

Die Sigmatismen gehören in die erste Gruppe der **Artikulationsstörungen**. Fox erklärt: „Eine Artikulations- oder Phonetische Störung liegt (also) nur dann vor, wenn alle phonemischen Kontraste erhalten bleiben, es aber zu einer rein phonetischen Fehlbildung kommt. Eine Artikulationsstörung liegt für die deutsche Sprache in der Regel nur dann vor, wenn ein Kind a) einen Schetismus lateralis,

Abb. 1: Klassifikationsmodell Dodd (1995) aus Fox (2003), S. 108

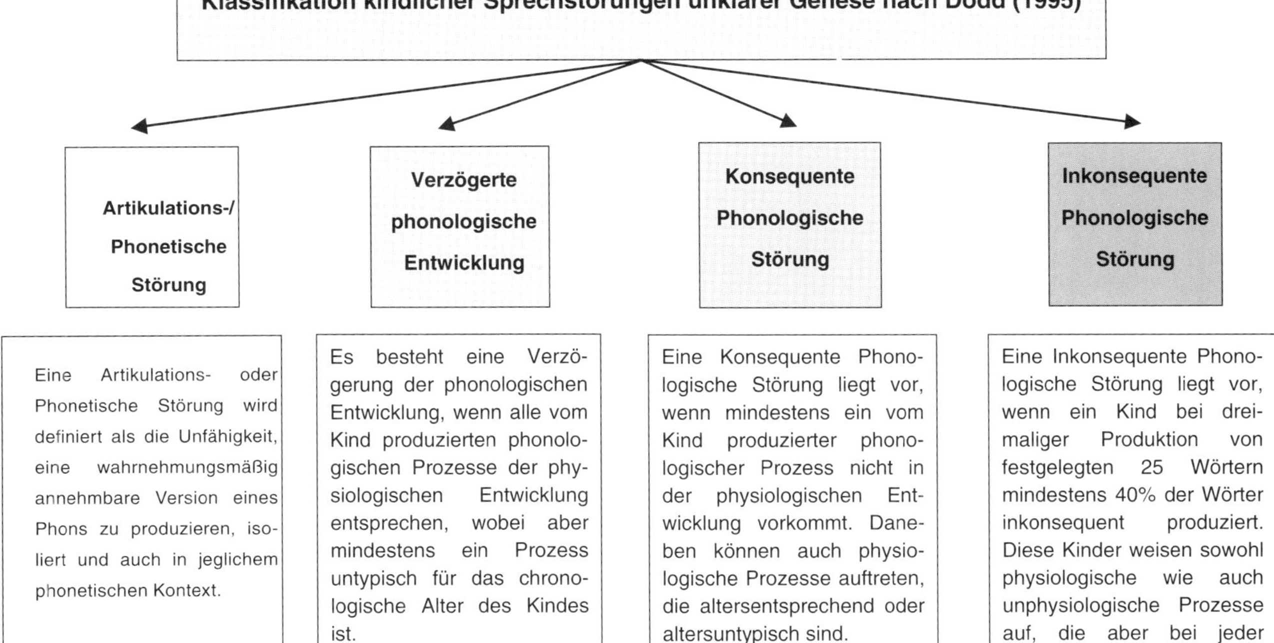

b) einen isolierten Sigmatismus oder c) eine Kombination von beiden zeigt, wobei jeder Ziellaut einen eigenen, eindeutig zu identifizierenden Ersatzlaut aufweist. Des Weiteren kann es zu einer interdentalen Realisation aller Alveolaren kommen, was als multiple Interdentalität bezeichnet wird.“ (Fox, 2003, S. 110).

Die Sigmatismen, also die phonetischen Fehlbildungen der /s/-Laute (stimmhaft und stimmlos: auch in Kombination: /ks/, /gs/, /chs/, /tz/, /ts/), werden je nach motorischer Realisierung in vier Untergruppen eingeteilt (nach Engel und Sauck, 2001; aber auch bei Hahn, 1988 und van Riper, 1976):

- **Sigmatismus interdentalis**: Die Zungenspitze schiebt sich sichtbar zwischen die Frontzähne, das /s/ klingt stumpf, ähnlich dem englischen /th/. Die Fehlbildung nimmt mit einer größer werdenden frontalen Stufe (offener Biss) zu.
- **Sigmatismus addentalis**: Die Zungenspitze presst sich an die Hinterfläche der oberen Frontzähne und eine Rillenbildung in der Zunge kann so nicht stattfinden. Das /s/ klingt dadurch unscharf.
- **Sigmatismus lateralis**: Die Zunge hebt sich auf einer Seite mehr an als auf der anderen, der Luftstrom wird breitflächig lateral in die Backentaschen geleitet. Entweder weicht die Luft nur an einer Seite von der Mittellinie ab (unilateral) oder sie weicht nach beiden Seiten ab (bilateral). Die Rillenbildung der Zunge bleibt aus. Das Geräusch erinnert an ein schlürfendes Zischen.
- **Sigmatismus stridens** (selten): Das /s/ wird bei dieser Form überaktiv gebildet. Die Rillenbildung ist stärker als normal und das Luftgeräusch ist vor allem über Mikrofon besonders scharf hörbar.

1.2 Häufigkeit der Fehlbildungen und Erwerbsalter der/s/-Laute

Da die /s/-Laute mit zu den schwierigsten Lauten der deutschen Sprache zählen (vgl. Engel und Sauck, 2001, S. 38; und Hahn, 1988, S. 15), verwundert es nicht, dass sie von vielen Kindern erst spät korrekt erworben werden und ein relativ hoher Prozentsatz der Kinder mit der Realisierung der /s/-Laute ein Problem hat. In der Literatur werden hierzu unterschiedliche Angaben über die Häufigkeit gemacht. Vevi Hahn (1988) beschreibt in ihrer Dissertation 1988 das Vorkommen eines Sigmatismus bei 85,6% aller Drei- bis Vierjährigen und noch bei 50,4% aller fünfjährigen Kinder. Fox beschreibt das Vorkommen der Interdentalität (Sigmatismen bei [z] und [s]) bei 35% aller 5;6-5;11 Jährigen und noch bei 25% aller acht bis zehnjährigen Kinder, wobei dieser Rückgang nicht mit Spontanheilung zu erklären sei, sondern auch daran liege, dass ein Teil der Kinder zwischen fünf und acht Jahren inzwischen logopädische Therapie erhalten hätte, bzw. Kinder mit Störungsbewusstsein für ihren Sigmatismus sich mit acht bis zehn Jahren nicht mehr testen ließen (Fox, 2003, S. 64, 65).

Fox, wie auch schon Möhring (1938), kommt zu dem Ergebnis, dass die /s/-Laute: [z] und [s] (und [ʃ]) zu den am häufigsten fehlgebildeten Lauten im Rahmen der Ausspracheentwicklung gehören (Fox, 2003, S. 148).

Nach Fox sind [z] und [s] die Laute (Phoneme), die mit dem geringsten Grad erworben werden (nur 69,34% aller Kinder erwerben diese Laute korrekt), auch die Laute [ts] (73,09%) und [ʃ] (85,13%) liegen noch unter einem Erwerbsgrad von 90%. Alle anderen Laute (Phoneme) des Deutschen werden zu über 90% von allen Kindern einer Altersgruppe bis zum Alter von 4;11 Jahren erworben (Fox, 2003, S. 62). Erst ab einem Erwerbsgrad von 75% aller Kinder einer Altersgruppe kann von einem phonetischen Erwerb gesprochen werden, besser ist ein Erwerbsgrad von 90%. Dies wird für die von Artikulationsstörungen häufig betroffenen Laute [z] und [s] und [ts] im Deutschen nicht erreicht. Um überhaupt ein Erwerbsalter für die /s/-Laute (Phoneme) im Deutschen festzulegen, wurden von Fox die phonetischen Fehlbildungen bei den /s/-Lauten toleriert (als [θ]), und dann waren die /s/-Laute (Phoneme) zu über 80% ab einem Alter von zwei Jahren und zu 90% ab drei Jahren vorhanden. Der Laut [ʃ] (Phonem) gilt dagegen auf dem 75%-Niveau ab einem Alter von 3;6-3;11 und auf dem 90%-Niveau ab einem Alter von 4;6-4;11 als erworben (Fox, 2003, S. 63f.).

Der Erwerb der reinen Phoneme /s/ und /z/ im Vergleich zum Erwerb der Phoneme /s/ und /z/ mit /θ/ und /ð/ als Allophone

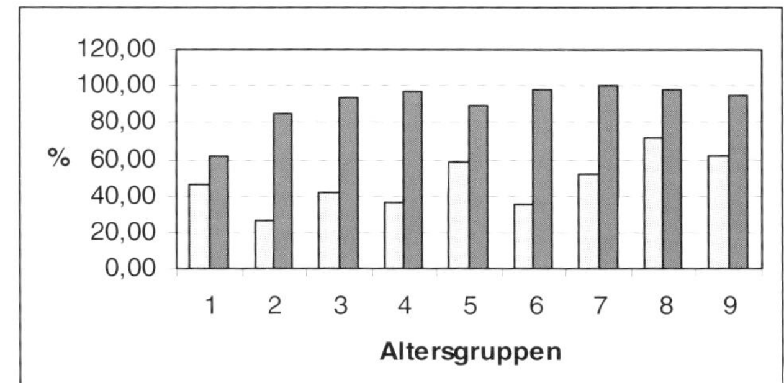

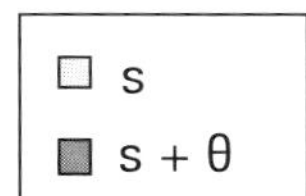

Abb. 2:
Der Erwerb der reinen Phoneme /s/ und /z/ aus Fox (2003), S. 64

Da der späte Erwerb der /s/-Laute bekannt ist (Erfahrungswert von Eltern und Ärzten), werden die betroffenen Kinder erfahrungsgemäß auch erst spät zur Therapie überwiesen. Es besteht der verständliche, aber unbegründete Wunsch, dass das Kind ohne Hilfe von außen zu einem späteren Zeitpunkt von einem anfänglich fehlgebildeten /s/-Laut zu einem korrekten /s/-Laut kommt. Dies stellt sich auch in der Untersuchung von Fox heraus: „Kinder mit einer reinen Artikulationsstörung, deren Verständlichkeit nicht eingeschränkt ist, stellen die älteste Gruppe", die im Vorschulalter von Ärzten zu Logopäden überwiesen wird (Fox, 2003, S. 152).

1.3 Ursachen von Sigmatismen

Van Riper schrieb 1958: „ ... dass die Ursachenforschung nur insoweit wichtig ist, wie sie den Sprachgestörten zur Aufnahmezeit (Behandlungsbeginn) noch wirklich beeinflußt" (van Riper, 1976, S. 113). Er ging davon aus, dass die Ursachen der meisten Sprachstörungen niemals sicher bestimmt werden könnten, und auch wenn man die Ursache kennen würde, würde das zur Fehlerbeseitigung wenig helfen.

Inzwischen, fünfzig Jahre später, ist die Ursachenforschung etwas weiter, aber zur Fehlerbeseitigung und Therapie kann diese Kenntnis auch nicht immer weiterhelfen. Dennoch sollen hier einige Erkenntnisse zu den Ursachen aufgeführt werden.

Eine **genetische Disposition** wird in allen Untersuchungen zu den Ursachen von Sprach- und Sprechstörungen erwähnt, selten lässt sich ein direkter Einfluss nachweisen. Auch Fox konnte keinen nachgewiesenen Einfluss genetischer Dispositionen für Aussprachestörungen im Allgemeinen finden. Für die Sigmatismen im Speziellen liegen hierzu auch keine verlässlichen Daten vor. Dennoch wird in der Anamnese zu Aussprachestörungen und auch bei Sigmatismen immer nach dem Auftreten von Sprach- und Sprechstörungen in der Familie gefragt. Dies ist durchaus berechtigt, da die Familie nicht nur genetischer Pool, sondern auch sprachliches und sprecherisches Vorbild für die Kinder ist. Sprechen die Eltern kein sauberes /s/, haben die Kinder es schwerer, ein korrektes /s/ zu erwerben, da das Vorbild fehlt und die Eltern im Korrigieren ihrer Kinder unsicher sind.

Kinder, die in der Entwicklung eine oder mehrere **Mittelohrentzündungen** (Otitis media) erleiden, sind während der Zeit des Hörverlustes in Menge und Qualität ihrer Hörwahrnehmung deutlich beeinflusst. Die Einschränkung der Hörwahrnehmung kann gerade für die hochfrequenten Zischlaute /s/ /z/ und /sch/ einen entscheidenden Einfluss auf die zu dem Zeitpunkt sensible Sprachverarbeitung haben. Studien mit dem Ziel, den möglichen Einfluss von Otitis media auf die Sprachentwicklung nachzuweisen, kamen aber bisher alle nicht zu einem eindeutigen Ergebnis, dass die Mittelohrentzündung einen negativen Effekt auf die Sprachentwicklung hat (vgl. Fox, 2003, S. 118). Fox fand allerdings heraus, dass der Faktor Otitis media gepaart mit Dauernuckeln und der Faktor HNO-Probleme gepaart mit positiver Familienanamnese bei der untersuchten Gruppe mit Aussprachestörungen signifikant höher waren als bei der Kontrollgruppe. Allein 30% der aussprachegestörten Kinder zeigen bei Fox HNO-Probleme (vgl. Fox, 2003, S. 166). In den Anamnesedaten meiner Sigmatismuspatienten spielt das Thema Mittelohrentzündung bei der Hälfte (48%) aller Fälle eine Rolle. Da aber das Auftreten der Mittelohrentzündungen bei allen Kindern eine sehr häufige Erscheinung ist (40% aller Kinder erkranken vor dem 10. Lebensjahr mindestens an einer Otitis media [OM]und sogar 85% aller Kinder hatten vor dem 3. Lebensjahr eine OM [Der Mediziner, 2008]), sagt dies evtl. wenig über die Ursache für den Sigmatismus aus.

Auswertung Anamnesedaten SIGMA	Daten 2003-2009 50 Datensätze	in %	Daten 1998-2009 200 Datensätze	%
Bis zur Geburt				
Auffälligkeiten in der Schwangerschaft	6	12	8	4
Auffälligkeiten bei der Geburt	19	38	44	22
Kaiserschnitt	12	24	17	9
Mehrlingsgeburt	2	4	8	4
Orale Entwicklung				
Wurde mindestens 6 Monate gestillt	32	64	117	59
Wurde nicht gestillt	5	10	19	10
Hatte länger als bis 3. Geb. einen Schnuller	6	12	44	22
Nuckelte länger als bis 3. Geb. am Daumen	2	4	13	7
Hatte länger als bis 3. Geb. eine Flasche	4	8	18	9
Hatte Saugprobleme	6	12	17	9
Hatte Essprobleme	3	6	3	2
Isst bevorzugt weiche Speisen	7	14	21	11
Zähne sind unvollständig entwickelt, fehlen	4	8	22	11
Offener Biss	1	2	4	2
Kreuzbiss	6	12	10	5
Überbiss	2	4	12	6
Hatte eine myofunktionelle Störung	16	32	46	23
Motorikentwicklung				
Grobmotorik auffällig	9	18	43	22
Asymmetrie	6	12	8	4
Kiss	2	4	2	1
Tonus auffällig	5	10	22	11
Hatte Krankengymnastik	15	30	40	20
Hatte Ergotherapie	6	12	23	12
Feinmotorik auffällig	1	2	17	9
Hatte noch Craniosakraltherapie oder Osteopathie	5	10	6	3
Hatte begleitend eine Stimmstörung	1	2	5	3
Sprache				
Wächst bilingual auf	6	12	16	8
Familiäre Belastung:				
– Es gibt weitere Personen mit Sprach-/Sprechstörungen in der Familie	20	40	62	31
– Es gibt Personen mit Lese-Rechtschreibstörungen in der Familie	12	24	17	9
Hören				
Das Hören ist (oft) schlecht	7	14	18	9
Hatte mindestens eine Mittelohrentzündung	21	42	96	48
Hatte mindestens eine OP im Bereich HNO (Polypen, Röhrchen ...)	7	14	43	22
Hatte oft Beschwerden im HNO-Bereich	11	22	44	22

Abb. 3: Auswertung der Anamnesedaten Sigma

Andererseits könnte aber auch gerade die hohe Vorkommenswahrscheinlichkeit der Mittelohrentzündungen bei Kindern der Beleg für die hohe Rate der Sigmatismen in der Bevölkerung sein.

Saug- und Lutschgewohnheiten werden als weitere mögliche Ursache für Sigmatismen immer wieder angeführt. Für zu lange über das Säuglingsalter (0-2 Jahre) hinaus bestehende Sauggewohnheiten gibt es klar nachgewiesene Zusammenhänge mit den entsprechenden Fehlentwicklungen bei den Sprechbewegungen (vgl. Hahn, 1988; Engel und Sauck, 2001) und bei der physiologischen Entwicklung des orofazialen Komplexes (Zungenlage, Mundschluss, Zungen- und Lippenpraxie, Schluckgewohnheiten) nach Castillo Morales (vgl. Castillo Morales, 1991, S. 105).

Als weitere Punkte sind hier noch ganzkörperliche Faktoren wie **Haltung und Tonus** zu nennen, die, wenn sie negativ verändert sind, ebenso zu Zungenfehlhaltungen und Veränderungen im orofazialen Bereich führen, wie die oben genannten persistierenden Lutschgewohnheiten. Die genau dosierte Spannung und Lage der Zunge, die zur Bildung eines korrekten /s/ notwendig ist, ist unter den Bedingungen von zu niedrigem oder zu hohem Körpertonus und schiefer oder zusammengesunkener Haltung schwerer zu realisieren.

Die bisher eher unklaren Ursachen des Sigmatismus waren für mich der Ansporn, im Nachhinein die Anamnesedaten der von mir behandelten Kinder mit Sigmatismen einmal daraufhin zu untersuchen. Daher habe ich zunächst 50 Datensätze mit standardisierten Anamneseblättern von Kindern, die in den Jahren 2003 bis 2009 behandelt wurden, erfasst und ausgewertet. Anschließend habe ich den Zeitraum rückwirkend bis auf das Jahr 1998 ausgedehnt und damit insgesamt 200 Datensätze von Kindern mit isolierten Artikulationsstörungen überprüft (Sigmatismus, Sigmatismus und Schetismus, Sigmatismus und myofunktionelle Störung, aber keine weitere Sprachstörung im Sinne einer Sprachentwicklungsstörung oder phonologischen Störung).

Folgende Ergebnisse konnten aus den Anamnesedaten meiner Sigmatismuskinder (siehe Abb. 3) gezogen werden:

Orale Entwicklung: Auffällig sind vor allem folgende Daten: 22% aller Kinder hatten Auffälligkeiten bei der Geburt, 59% aller Kinder wurden 6 Monate gestillt, das heißt, dass 41% aller Kinder mit Sigmatismus nicht mindestens 6 Monate gestillt wurden. Insgesamt wurden 10% der Kinder sogar überhaupt nicht gestillt. 22% aller Kinder mit Sigmatismus hatten länger als bis zum dritten

Abb. 4: Auffälligkeiten in Schwangerschaft und Geburt

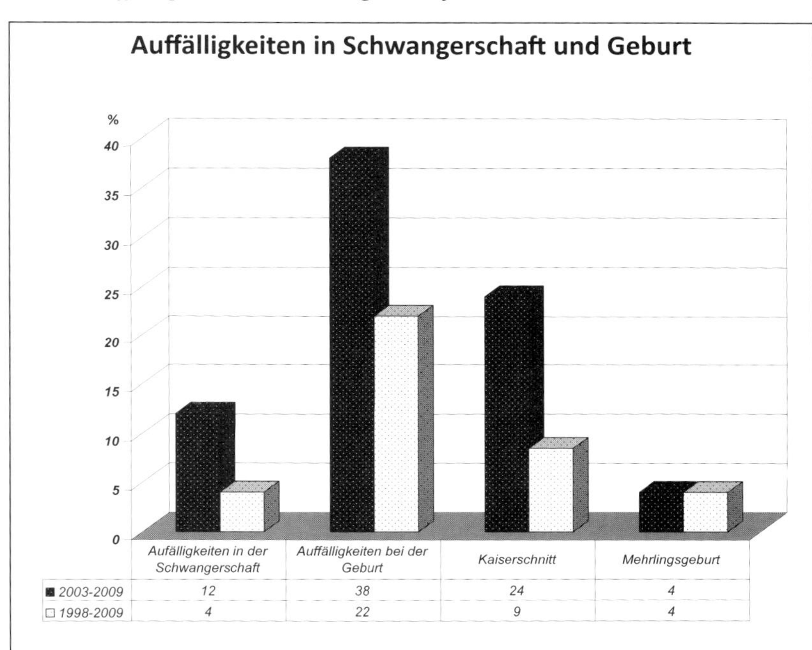

Abb. 5: Orale Entwicklung

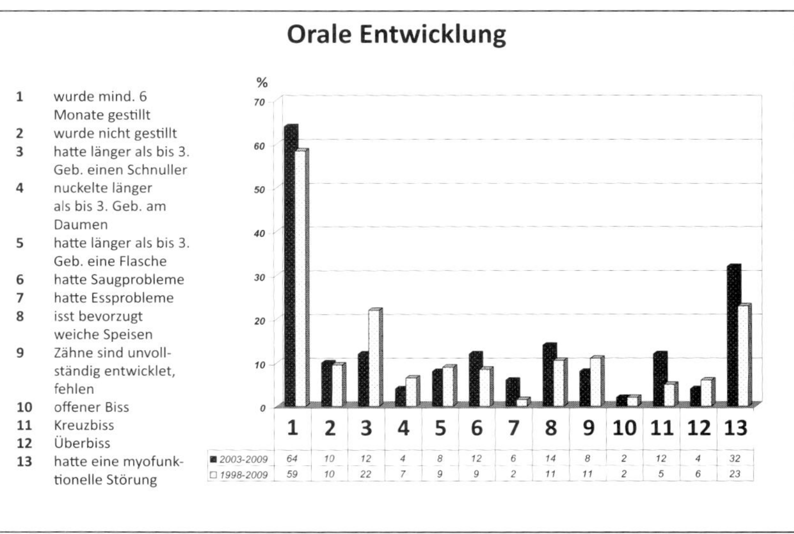

Abb. 6: Motorikentwicklung

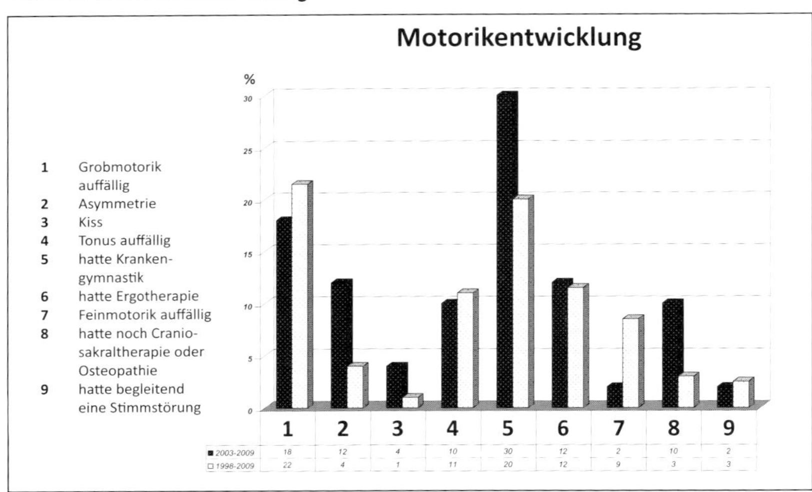

Abb. 7: Sprache und Hören

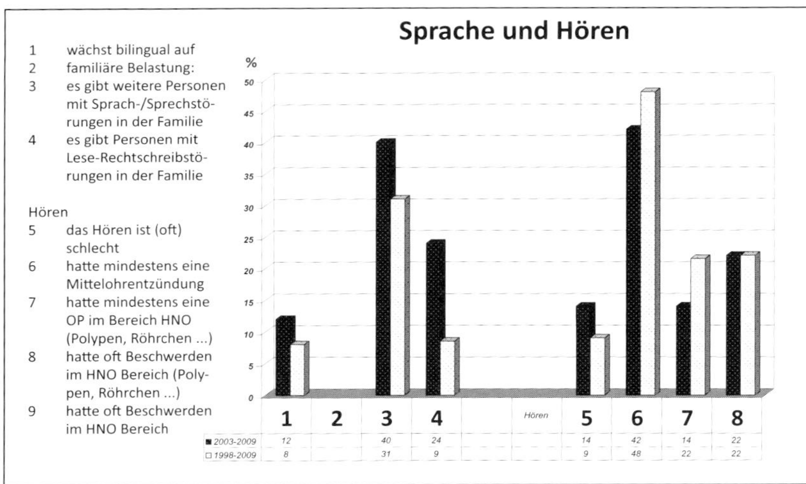

Geburtstag einen Schnuller, und 23% der Kinder hatten eine myofunktionelle Störung. Nimmt man nur die Kinder im Zeitraum von 2003 bis 2009, waren es sogar 32% aller Kinder, die eine myofunktionelle Störung hatten.

Im Bereich der **Motorikentwicklung** fielen vor allem eine auffällige Grobmotorik (22%) und die Tatsache auf, dass viele dieser Kinder bereits Krankengymnastik hatten (20% in der Zeit von 1998 bis 2009 und 30% in der Zeit von 2003-2009).

Im Bereich **Sprache und Hören** sind allein vier Bereiche auffällig (Prozentwerte über 20). In 31% aller Fälle gibt es eine familiäre Häufung von Sprachstörungen, nimmt man die Lese-Rechtschreibstörungen mit 9% der Fälle dazu, sind es sogar 40%. Und in der Zeit von 2003-2009 liegen Sprachstörungen sogar bei 40% der Familien der Kinder vor plus weitere 24% mit Lese-Rechtschreibstörungen (LRS). Das bedeutet, dass zusammengenommen bei 64% der Familien betroffener Kinder eine Häufung von Sprachstörungen vorzufinden ist!

In der Auswertung der Daten ist die absolute Häufung bei den Mittelohrentzündungen mit insgesamt 48% die herausragendste Ursache. Jedes zweite Kind mit Sigmatismus hatte mindestens eine Mittelohrentzündung (Otitis media), in vielen Fällen handelte es sich um mehrere (3 bis 4) Mittelohrentzündungen. Auch Operationen an den Polypen, den Mandeln oder die Versorgung mit Röhrchen kamen in 22% aller Fälle vor, und bei 22% aller Kinder gab es immer wieder Probleme im HNO-Bereich.

Insgesamt bestätigen diese aus den standardisierten Anamnesedaten erhobenen Werte meine Erfahrungen. Bei Sigmatismen liegt immer mindestens ein Faktor vor, meistens sind es aber mehrere Faktoren aus den Bereichen genetische Disposition, frühe orale Entwicklung (Saugen), allgemeine motorische Entwicklung und Hören. Es gab kein einziges Kind unter den 200 untersuchten Kindern, das in der Anamnese keine Auffälligkeiten vorzuweisen hatte. Die Mittelohrentzündungen waren aber mit Abstand die häufigste Auffälligkeit, die zu finden war (48%). Insgesamt scheint der Trend darauf hinzudeuten, dass diese Auffälligkeiten in den Anamnesedaten seit 2003 zunehmen.

Abb. 8: Übersicht Therapiemethoden aus Fox (2003), S. 236

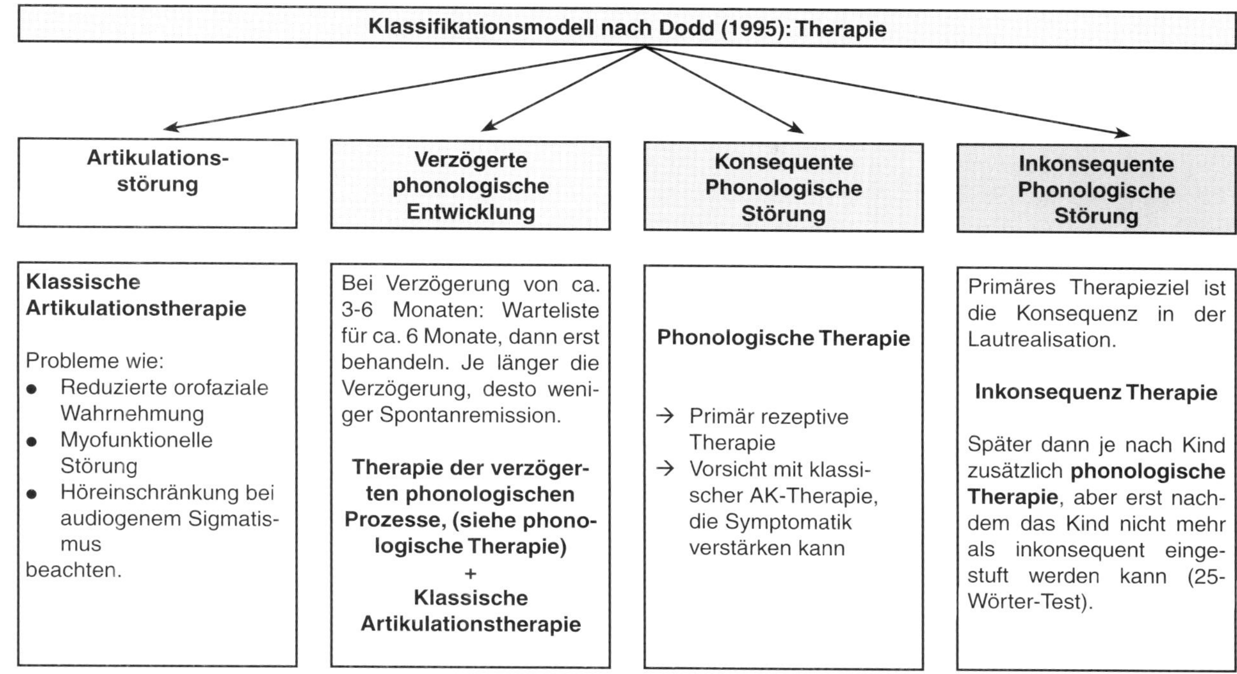

1.4 Therapie des Sigmatismus

Da es sich bei den Sigmatismen um phonetische Aussprachestörungen handelt, kommen die traditionell motorisch orientierten Ansätze für Artikulationstherapie zum Einsatz. Die klassische Methode nach van Riper beinhaltet hier:

- Mundmotorische oder myofunktionelle Übungen zur Vorbereitung der motorischen Realisierungen des neuen Ziellautes,
- daneben Hörtraining zur Identifikation und Diskrimination des neuen Lautes,
- anschließend expressives Training zur Lautanbahnung auf allen Ebenen – von isoliertem Laut, über Silben, Wörter bis hin in die Spontansprache – als Bestandteil der Therapie.

U. Franke beschreibt in ihrem Buch „Artikulationstherapie bei Vorschulkindern" (Franke, 1990) bereits die Arbeit in einer Kleingruppe für die Behandlung des Sigmatismus. Sie behandelte drei Kinder im Alter von 7 bis 8 Jahre (vgl. Franke, S. 46), davon hatte ein Kind einen lateralen Sigmatismus. Die Behandlung in der beschriebenen Kleingruppe wurde bis zur fünften Stunde gemeinsam durchgeführt, danach erhielten die drei Kinder je nach Leistungsstand sehr unterschiedliche weitere fünf Einzelbehandlungen.

Auch bei Fox findet sich der Vorschlag, die Sigmatismen aufgrund ihrer Häufigkeit in einer Kleingruppe zu behandeln. Sie empfiehlt den Ansatz SIGMA PLUS nach Grosstück (Fox, 2003, S. 238).

Zusammenfassung – Sigmatismus

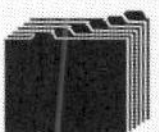

- Sigmatismen sind Artikulationsstörungen
- Sigmatismusformen sind: S. interdentalis, S. addentalis, S. lateralis, S. stridens
- Der Sigmatismus ist die häufigste Lautfehlbildung im Deutschen, weniger als 75% aller Kinder erwerben den Laut korrekt
- Ursachen von Sigmatismen sind genetische Disposition/familiäre Häufung, Mittelohrentzündungen, persistierende Saug- und Lutschgewohnheiten, orofaziale Dysfunktionen
- Die Therapie der Sigmatismen orientiert sich an der klassischen Artikulationsbehandlung nach van Riper, durchzuführen als Einzeltherapie oder als Kleingruppenbehandlung

2 Gruppentherapie

2.1 Gründe für eine Gruppentherapie

Das SIGMA PLUS-Konzept ist ein Konzept zur Behandlung des addentalen und interdentalen Sigmatismus in einer Kleingruppe. Da diese beiden Sigmatismusformen bei sehr vielen Kindern auftreten, ist es sinnvoll, die in der Regel immer wieder gleich ablaufende Behandlung in kleinen Gruppen anzubieten.

Die Idee, diese Behandlung in Gruppen anzubieten, entstand 1992, als die Warteliste in meiner Praxis von Monat zu Monat wuchs und ich unmöglich alle angemeldeten Kinder in meiner Praxis mit Einzeltherapie versorgen konnte. Da die Behandlung bei Sigmatismus in der Regel immer nach einem gleichen Muster ablief, bot es sich an, ein Gruppenkonzept zu entwickeln, um so meine zeitlichen Ressourcen als Therapeutin für schwerwiegendere und individuellere Sprachtherapien freizuhalten.

Der zweite Grund, warum ich die Sigmatismustherapie in einer Gruppe anbiete, ist, dass viele Kinder, die einen Sigmatismus haben, nicht sehr motiviert sind, an diesem Problem zu arbeiten, weil es sie in der Kommunikation überhaupt nicht behindert. In der Regel sind es die Eltern, Lehrer oder Erzieher, die diesen Aussprachefehler bemerken und gerne möchten, dass das Kind seine Aussprache verbessert. Die Kinder selbst haben damit fast nie ein Problem. Umso hartnäckiger hält sich die Störung im Alltag und die Übertragung der neuen Sprechfähigkeit gelingt häufig nicht oder nur nach langwieriger begleitender Sprachtherapie.

Auch für mich als Logopädin war diese sich immer wiederholende Aussprachetherapie in der Einzelsituation ziemlich langweilig und ermüdend, in der Gruppe aber machte es mir viel Spaß. Dieser Spaß übertrug sich auch sofort auf die Kinder in der Gruppe, sodass die Gruppensituation selbst einen großen Motivationsfaktor für die Kinder darstellte. Wer Spaß hat, lernt schneller und ausdauernder. Zudem entsteht in den Kleingruppen immer so etwas wie eine Gruppennorm, ein gemeinsames Gruppenziel: „Wir wollen gut sein, wir wollen gut sprechen können". Dieser Norm und diesem Ziel können sich die Kinder nicht entziehen und lernen dadurch viel engagierter und schneller als in der Einzelsituation. Die Kinder kommen gerne in ihre Gruppe und freuen sich auf die wöchentlichen Gruppentermine. Sie brauchen den Vergleich und den Wettkampf miteinander, das stimuliert, fordert und fördert sie mehr, als die Logopädin es alleine kann. Und so ist die Gruppe selbst zum größten Motivationsfaktor in dieser Therapieform geworden.

Der dritte Grund, um die Sigmatismustherapie bei addentalem und interdentalem Sigmatismus in einer Gruppe anzubieten, ist die Ökonomie. Es ist zeitlich und finanziell für den Logopäden günstiger, vier bis sechs Kinder in einer Gruppentherapieeinheit zu behandeln, als ihnen vier bis sechs einzelne Therapiesitzungen anzubieten. Auch für die Krankenkassen ist es wesentlich günstiger, Sigmatismus zum Gruppentarif angeboten zu bekommen, als dafür Einzelsätze zu bezahlen, vorausgesetzt diese Therapieform dauert nicht – oder nicht wesentlich – länger als eine Einzeltherapie und erzielt keine schlechteren Ergebnisse.

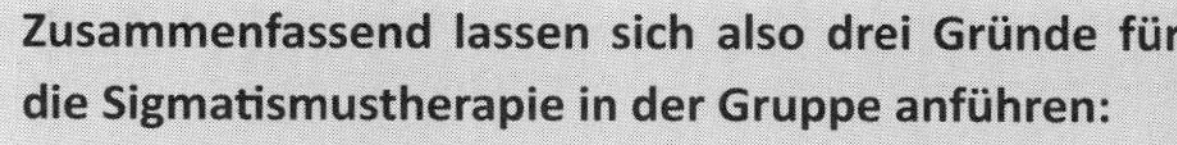

Zusammenfassend lassen sich also drei Gründe für die Sigmatismustherapie in der Gruppe anführen:

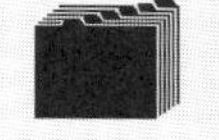

- Häufigkeit der Störung
- Motivation
- Ökonomie

2.2 Gruppenarten

Es gibt verschiedene Formen von Gruppentherapieangeboten.

Erster Unterscheidungsfaktor ist der **Standort**. Gruppen können ambulant/wohnortnah oder stationär/bzw. extern vom Wohnort des Patienten durchgeführt werden.

Der zweite Unterscheidungsfaktor ist die **Frequenz**. Es kann sich um eine regelmäßig niederfrequente wöchentlich einmal stattfindende Gruppe handeln oder um eine intensive Gruppenmaßnahme innerhalb einer oder mehrerer Wochen oder an Wochenenden in Seminarform. Auch Intervalltherapien in Gruppen sind möglich.

Der dritte Unterscheidungsfaktor ist die **Zusammenstellung** der Teilnehmer. Es kann sich um eine homogene Personengruppe oder um gemischte Gruppen handeln. Dies bezieht sich sowohl auf die Störungen als auch auf das Alter und Geschlecht der Gruppenteilnehmer.

Der letzte Unterscheidungsfaktor liegt in der **Kontinuität** der Gruppen. Gruppen können fortlaufend – und damit häufig auch offen für neue Teilnehmer sein, oder es handelt sich um zeitlich begrenzt geschlossene Gruppensettings. Alle Gruppensettings bieten verschiedene Vor- und Nachteile.

Wenn man intensiv an einem Sprach- oder Sprechproblem arbeiten will, sollte die Gruppe vom **Störungsbild so homogen** wie möglich sein, da dann alle von den störungsspezifischen Übungen am besten profitieren können. Altersmäßig sollten die Teilnehmer im **gleichen Entwicklungsalter** sein, damit sie sich aneinander orientieren können und echter **Wettbewerb** entstehen kann.

Für die Arbeit an sprechtechnischen Problemen ist aus meiner Erfahrung immer ein **hochfrequentes Üben** vorzuziehen, da ansonsten alte motorische Muster nicht überwunden werden. Ergebnisse aus der Sprechtherapie mit Erwachsenen im Bereich Dysarthrophonie bei Parkinson, in der Lee Silverman Voice-Therapie belegen dies eindrucksvoll. Das hieße für die Gruppe möglichst häufiges, tägliches Üben anzustreben. Dies ist aber im normalen Alltag nicht erreichbar, daher muss hier entschieden werden, ob die Therapie ambulant in der logopädischen Praxis vor Ort einmal pro Woche durchgeführt wird und ein hochfrequentes Üben zu Hause erreicht werden kann, oder ob die Therapie z.B. als Ferienkurs angeboten werden sollte.

Der wesentlichste Faktor für gute Ergebnisse in Gruppen ist der Faktor **Motivation** und Freude am gemeinsamen Tun. Wenn Dinge Freude bereiten, werden sie häufiger wiederholt und öfter angewendet, das heißt die Frequenz der Übungen erhöht sich.

Für die Arbeit an einem sprach- oder sprechtechnischen Problem gibt es in der Einzeltherapie immer ein hierarchisch aufgebautes Übungsprogramm. Dies sollte auch in der Gruppe nicht anders sein. Daraus folgt, beim gemeinsamen Üben nach einem gemeinsamen und für alle gültigen Programm vorzugehen. Dies geht nur, wenn alle zum gleichen Zeitpunkt starten. Es handelt sich dann um eine geschlossene Gruppe, da alle gemeinsam beginnen und auch gemeinsam die Gruppe beenden. Daher bieten sich hier **lösungsorientierte Kurzzeitprogramme** an, die einen gemeinsamen Start und ein gemeinsames Ende haben. Bühling erwähnt in ihrer Diplomarbeit über „Chancen und Schwierigkeiten in der logopädischen Gruppentherapie von Kindern und Jugendlichen" (Boltze, 2005, S. 25), dass alle von ihr untersuchten logopädischen Gruppentherapien homogene symtomorientierte Kurzzeitgruppen sind.

Zusammenfassend können folgende Gruppenformen unterschieden werden:

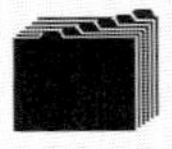

- Ambulante/wohnortnahe Gruppen – stationäre/wohnortferne Gruppen
- Niederfrequente – hochfrequente Gruppen, Intervallgruppen
- Homogene Personengruppen – inhomogene Personengruppen
- Fortlaufende, offene Gruppen – zeitlich begrenzte, geschlossene Gruppen

2.3 Therapeutische Effekte in Gruppen

Bestimmte therapeutische Effekte lassen sich nur im Setting einer Gruppe erreichen und sind in der Einzelsituation so nicht herstellbar. Diese Erfahrung bestätigt auch B. M. Widhalm in ihrer Veröffentlichung zur Stimmtherapie in der Gruppe (Widhalm, 2004, S. 58ff). War aus der Sicht Gundermanns (Möller u. Rosenberger, 1982) die Gruppe in der logopädischen Therapie eine minderwertige Therapie, aber immerhin besser als gar keine Therapie, bestätigt Widhalm, dass es in einer (logopädischen) Gruppe eine Reihe von Wirkfaktoren gibt, die über die Einzeltherapie hinausgehen. Das Phänomen Gruppe darf nicht auf die rein ökonomische Ebene reduziert werden, diese Reduzierung wird der Gruppe in keiner Weise gerecht.

Laut Bühling (Boltze, 2005, S. 33ff, und Bühling, von Kirchbach, 2008, S. 11-13) gibt es folgende Effekte:

Hoffnung wecken – Mitglieder einer Gruppe legen gemeinsam Gruppenziele fest und können sich in der Gruppe auch mit diesen Zielen und ihrer gemeinsamen Erreichbarkeit identifizieren. Vielen Menschen fällt dies in Gruppen leichter als in der Einzelkämpfersituation. Dadurch wird leichter Hoffnung geweckt, das Ziel auch wirklich zu erreichen. Der therapeutische Effekt „Hoffnung wecken" wirkt laut Bühling „resignativen Tendenzen entgegen, Kinder freuen sich erwartungsvoll auf die Behandlung." (Boltze, 2005, S. 35).

Universalität des Leidens – Zu Beginn einer Therapie denken viele Patienten, sie seien allein mit ihren Sprach- und Sprechfehlern und leiden darunter mehr oder weniger stark. Treffen sie in der Gruppe auf Leidensgenossen, so können sie sich untereinander solidarisieren und unterstützen. Dies geschieht in den Kindergruppen meistens auf zwei Ebenen. Einmal unter den Kindern selbst, zum zweiten aber auch unter den Eltern, die sich auf dem Elternabend und beim Bringen und Abholen zu bzw. von den wöchentlichen Therapiestunden regelmäßig sehen und austauschen können.

„Vom Rat zur Tat" – In den Gruppen kommt es regelmäßig zum gegenseitigen Beobachten, Beraten und zum gegenseitigen Helfen und Unterstützen bei der Umsetzung der Übungen. Die „Beratung" der anderen Gruppenmitglieder trägt allerdings weniger dazu bei, dass die Kinder in der Gruppe die Übungen besser umsetzen können, sondern haben viel mehr anteilnehmende und unterstützende Funktionen beim Lernen. Hier steht der Beziehungsaspekt einer Nachricht eindeutig im Vordergrund (Boltze, 2005, S. 37).

Echtheit der therapeutischen Situation – Die Einzeltherapie ist oft konstruiert, denn der Patient hat die volle Aufmerksamkeit des Therapeuten. Dies ist in der Gruppe anders und entspricht damit auch eher den normalen Kommunikationssituationen. Damit hat die Gruppe gerade für die Übertragung von neuen Techniken in die Alltagskommunikation unschlagbare Vorteile zu bieten. In Gruppen kommt es viel eher zu echtem Wettbewerb. Auch die Einhaltung von Rederegeln beim Sprechen kann in Gruppen viel besser eingeübt werden, da die Situation nicht konstruiert ist. Und die Übernahme eines Gruppenziels durch die gesamte Gruppe führt zur Verselbstständigung von Gruppennormen, die für alle bindend sind. Kinder verhalten sich in kleinen Gruppen schnell so, wie sie wirklich sind, denn sie befinden sich fast den gesamten Tag über in kleinen Gruppen (Kindergarten, Schule, Familie).

Echtheit der therapeutischen Methoden – In Gruppen können viele Methoden spielerisch angeboten werden, besonders Wettkampfspiele lassen sich in Gruppen sehr gut durchführen. Insgesamt ist die Atmosphäre in den Gruppen wesentlich lebendiger, die Dynamik ist größer, der Fortschritt Einzelner schneller und damit anregender für alle.

Lernen an Modellen – Kinder lernen am Modell. Dies heißt: In der Einzeltherapie lernen sie von einem Therapeuten. In der Gruppe gibt es neben dem Therapeuten noch die anderen Gruppenmitglieder, von denen in vielfältiger Weise gelernt wird. Auch für die Eltern gilt das Prinzip Lernen am Modell. Und auch hier hat die Gruppe neben dem Therapeuten als Modell die anderen Eltern als weitere Modelle zu bieten: „Wie setzen die anderen Familien die neuen Lerninhalte zu Hause um?" Es entsteht Austausch und Engagement.

Schutzraum bieten – Die Gruppe ist zwar nahe dran an der Alltagssituation, sie stellt aber dennoch einen Schutzraum dar, innerhalb dessen Fehler gemacht werden dürfen und geübt werden kann. Die Gruppe schafft laut Bühling (Boltze, 2005, S. 44) „ein für Kinder und Therapeuten überschaubares, räumlich und zeitlich geordnetes Feld, in dem reale Beziehungen geknüpft werden." Kinder haben in Gruppen sowohl die Möglichkeit sich zu präsentieren, aber auch die Möglichkeit sich zurückzuziehen. Dies ist in der Einzeltherapie so nicht möglich, denn der Therapeut sieht im Einzelkontakt immer alles. Wichtig ist jedoch, dass keiner innerhalb der Gruppe ausgegrenzt wird und so den Schutzraum der Gruppe verliert (Möller und Rosenberger, 1982, S. 53, 54).

Therapeutische Arbeit im „Hier und Jetzt" – Laut Bühling wird die Bedeutung des Erlebens im „Hier und Jetzt" in ambulanten Gruppen, in denen wesentliche und bleibende Veränderungen des Verhaltens erreicht werden sollen, stark betont.

Nach Bühling können also acht therapeutische Effekte im Prozess der Gruppentherapie zusammengefasst werden:

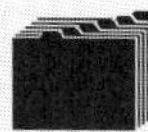

- Hoffnung wecken
- Universalität des Leidens
- Vom Rat zur Tat
- Echtheit der therapeutischen Situation
- Echtheit der therapeutischen Methoden
- Lernen an Modellen
- Schutzraum bieten
- Therapeutische Arbeit im „Hier und Jetzt!"

3 SIGMA PLUS-Konzept

In diesem Kapitel wird das aus der Praxis entstandene Konzept der SIGMA PLUS-Gruppen dargestellt. Dabei geht es sowohl um die Form der Gruppen als auch um die Inhalte der Gruppenstunden.

3.1 Konzept der Gruppen

Gruppengröße

Die Gruppe für die logopädische Arbeit besteht idealerweise aus 4 bis 6 Kindern. Bei weniger als vier Kindern (drei Kinder) hat man Probleme, wenn ein Kind fehlt, da man dann nur noch mit zwei Kindern arbeiten kann. Zwei Personen bilden jedoch ein Paar und interagieren anders als eine Gruppe von drei oder mehr Personen. Bei mehr als sechs Kindern kann man nicht ausreichend auf die individuellen Unterschiede im Lerntempo der Kinder eingehen. Oft sind auch die Räumlichkeiten in Praxen nicht für größere Gruppen geeignet.

Alter

Das Alter der Kinder sollte in etwa einer Entwicklungsstufe entsprechen. Daher empfiehlt es sich, Gruppen für Kinder im Vorschulalter (5 bis 7 Jahre) und Gruppen für Grundschulkinder (8 bis 12 Jahre) anzubieten, auch Gruppen für Jugendliche sind möglich (13 bis 16 Jahre). Gemeinsames Merkmal der 5- bis 7-Jährigen ist, dass sie alle noch nicht lesen können (wichtig für die Auswahl des Therapiematerials), aber schon gut in der Lage sind, 45 Minuten in einer Lernsituation durchzuhalten. Grundschulkinder und Jugendliche können lesen, somit kann man anderes Therapiematerial anbieten.

Therapiedauer

Die Dauer einer Therapieeinheit beträgt 45 Minuten und entspricht damit einer üblichen Schulstunde. Danach schließen sich oft 10-15 Minuten Elternanleitung/Elterninformation an. Zusätzlich einzuplanen ist die Zeit für Vor- und Nachbereitung, die wesentlich umfangreicher ausfällt als in der Einzeltherapie. In der Vorbereitung ist in der Regel der Raum für eine Gruppe herzurichten und ausreichend Material (inkl. Hausaufgabenmaterial) für alle Gruppenteilnehmer bereitzustellen, in der Nachbereitung sind umfangreiche Aufräumarbeiten und die Einzeldokumentation für alle Teilnehmer zu bedenken. Insgesamt sollte man 10-15 Minuten Vorbereitung und 10-20 Minuten Nachbereitung einplanen.

Alles in allem benötigt man daher für eine Gruppeneinheit 90 Minuten Arbeitszeit.

Therapieanzahl

Bevor man mit einer Gruppentherapie beginnen kann, ist in einer Einzeldiagnostikstunde abzuklären, ob das Kind für eine Gruppentherapie geeignet ist. Bestandteile der Diagnostikstunde sind ausführliche Anamnese, Aussprachediagnostik, Überprüfung der mundmotorischen Fähigkeiten und des Schluckens, Einschätzung der Gruppenfähigkeit und Testung der isolierten /s/-Lautbildung. Diese Diagnostik muss nicht zwingend von derselben Person durchgeführt werden, die anschließend die Gruppentherapie durchführt, und sie muss zeitlich auch nicht direkt vor Beginn der Gruppentherapie liegen.

Es finden 12 Gruppentermine à 45 Minuten für die Kinder statt und ein 45- bis 60-minütiger Elterninformationsabend mit Beginn der Gruppensitzungen. Der Elterninformationsabend ist verpflichtender Bestandteil der Gruppentherapie und sollte idealerweise nach der ersten Gruppensitzung für die Kinder stattfinden. Er kann in derselben Woche wie die erste Gruppenstunde für die Kinder liegen oder in der darauffolgenden Woche stattfinden. Ein späterer Zeitpunkt ist ungünstig, da die Eltern viele Informationen vorab erhalten müssen. Den Elternabend vor Beginn der ersten Gruppensitzung abzuhalten, hat sich jedoch auch als ungünstig erwiesen, da dann nicht wenige Eltern trotz schriftlicher Information nicht zum Elternabend erscheinen, weil sie dies als eine entbehrliche freiwillige Leistung empfinden. Dem kann man entgegenwirken, indem man in der ersten Gruppenstunde mit den Kindern nochmals auf die Bedeutung und Verbindlichkeit des Elternabends hinweist.

Die Gruppentherapie wird wiederum mit einer Einzelsitzung abgeschlossen. Sie findet nach der letzten Gruppensitzung statt und dauert 30-45 Minuten. Teilnehmen sollen das Kind, ein Elternteil und die behandelnde Gruppentherapeutin. An diesem letzten Termin wird der Erfolg der Gruppentherapie überprüft und das weitere (therapeutische) Vorgehen besprochen. In der Regel werden die Eltern bei diesem Termin in ein häusliches Übungsprogramm eingewiesen, mit dem sie die Therapieerfolge des Kindes im Alltag festigen und stabilisieren sollen. Danach ist die Therapie beendet und es wird ein Kontrolltermin in 6 Monaten angeboten.

Zusammenfassung:
Konzept der Gruppen – Gruppengröße: 4-6 Kinder

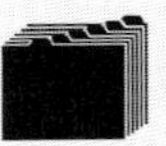

- Alter der Kinder: drei Altersgruppen
  – 5-7 Jahre
  – 8-12 Jahre
  – 13-16 Jahre
- Therapiedauer: 45 Minuten plus Vor-/ Nachbereitung (90 Min.)
- Therapieanzahl: 15 Termine
- 1x Erstuntersuchung inkl. Diagnostik (45-60 Min.)
- 12x Kindergruppe (45 Min. + 10-15 Min.)
- 1x Elternabend (45-60 Min.)
- 1x Abschlussdiagnostik und Beratung (30-45 Min.)

3.2 Arbeitsweise in der Gruppe

Die Gruppentherapie findet einmal pro Woche statt (45 Min.). Außerdem erhalten die Kinder in jeder Gruppenstunde Hausaufgaben, die täglich durchgeführt werden sollen. Dafür bekommen sie schriftliches Material mit nach Hause, womit dann täglich gearbeitet werden muss. Einige Aufgaben sind immer gleich, andere Arbeitsblätter sind für jeden Tag verschieden gestaltet, damit das Üben zu Hause abwechslungsreich bleibt. Die Dauer der täglichen Hausaufgaben beträgt in der Regel 10 Minuten.

In der Gruppe finden Gruppenaktivitäten, in denen alle Kinder gleichzeitig aktiv beschäftigt sind, im Wechsel mit Aufgaben statt, bei denen nur ein Kind redet und die anderen zuhören müssen. Am Ende der Therapiestunde erfolgt meistens ein gemeinsames Spiel.

Die 12 Gruppenstunden erstrecken sich in der Regel über einen Zeitraum von 3 bis 4 Monaten. In den Schulferien finden keine Gruppentherapien statt, da dann häufig einige der Kinder verreist sind. So kommt es, dass die Therapien meistens von einer zweiwöchigen Pause unterbrochen werden, in der die Kinder aber Spielmaterial für das spielerische Üben im Urlaub mitbekommen. Damit ergibt sich ein überschaubarer Rahmen für die gesamte Therapie, sowohl für die Eltern als auch für die Kinder („Bis Weihnachten sollst du am /s/ üben, danach kannst du es und dann kannst du am Mittwochnachmittag wieder Fußball spielen."). Die wöchentlichen Gruppensitzungen haben häufig den Charakter von „Kindergeburtstagsfeiern", sie machen den Kindern viel Spaß und müssen von den Therapeuten gut vorbereitet sein.

Neben der motivierenden, lebhaften und spielerischen Arbeit mit den Kindern spielt die Elternarbeit eine wichtige Rolle. Die Eltern erhalten zu Beginn der Therapie in der ersten Gruppenstunde einen „Elterninformationsbrief", der sie über die wichtigsten organisatorischen Dinge informiert und ihre häufigsten Fragen zu der Gruppentherapie beantwortet (siehe Elterninformationsbrief im Anhang). Am Informationsabend erhalten die Eltern dann weitere Auskünfte über Organisation und Inhalte der Therapie und alle ihre Fragen rund um das Thema Sigmatismus werden beantwortet.

Nach jeder Therapiestunde werden die Eltern über die neuen Lernschritte der Stunde informiert und die Hausarbeiten werden ihnen erklärt. Der hierfür einzuplanende Zeitrahmen liegt bei 10-15 Minuten. Daher ist es wichtig, dass die Kinder pünktlich von ihren Eltern abgeholt werden oder andere Begleitpersonen die Informationen zu Hause an die Eltern weitergeben. Mit Großeltern haben wir in diesem Zusammenhang die besten Erfahrungen gemacht.

Nach Ende der Gruppentherapie stehen die Eltern wieder in der Verantwortung, die erarbeiteten Fortschritte nun zu Hause zu unterstützen. Dafür wird in der Abschlussstunde ein „Vertrag" zwischen Eltern, Kind und Therapeutin geschlossen, wie in den nächsten zwei Monaten zu Hause an der Umsetzung der neuen Sprechtechnik gearbeitet werden soll.

Nach sechs Monaten wird in einer Kontrolluntersuchung nochmals überprüft, ob der Transfer erfolgreich verlaufen ist. Dafür muss sich das Kind allerdings erneut beim Kinderarzt/HNO-Arzt vorstellen, um eine neue Verordnung für Logopädie zu erhalten. Wenn der Kinderarzt/ HNO-Arzt diese Kontrolle nicht für erforderlich hält, weil das Kind inzwischen nicht mehr lispelt, unterbleibt die Kontrolluntersuchung leider oft.

Zusammenfassung:
Bausteine der Gruppentherapie

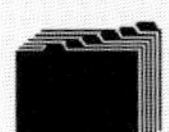

- Gruppentherapie 1x pro Woche
- Tägliche Hausaufgaben
- Intensive Therapiephase über 3-4 Monate
- Elternbrief, Elterninformationsabend
- Gemeinsames Abschlussgespräch Eltern – Kind – Therapeut
- Nachkontrolle nach 6 Monaten

3.3 Indikationen

Folgende Störungsbilder können in der SIGMA PLUS-Therapie gut behandelt werden.

Sigmatismus addentalis und **Sigmatismus interdentalis**

Der **Sigmatismus lateralis** unterscheidet sich von der Fehlbildung erheblich von der addentalen oder interdentalen Variante, sodass die in der Gruppe gegebenen Hilfen zur Lautbildung und auf Silben- und Wortebene bei addentalem und interdentalem Sigmatismus hier nicht weiterhelfen. Daher ist das angebotene Gruppenprogramm nur bedingt zur Anwendung zu bringen. Mit ergänzenden Einzelstunden zur korrekten Lautbildung ist dies aber möglich. In der Phase der Umsetzung auf Satz- und Textebene ist die Behandlung des lateralen Sigmatismus nicht mehr von der des addentalen oder interdentalen Sigmatismus zu unterscheiden.

Bei einigen Kindern liegt neben dem **Sigmatismus** auch noch ein **Schetismus** vor. Dann stellt sich die Frage, ob der Schetismus zuerst behandelt werden muss oder ob das Kind auch sofort in die Gruppe zur Behandlung des Sigmatismus gehen kann. Die Erfahrung hat gezeigt, dass man durchaus zuerst den Sigmatismus erfolgreich in der Gruppe behandeln kann und gegebenenfalls anschließend den Schetismus behandelt. Bei vielen Kindern erübrigt sich sogar die anschließende Behandlung des Schetismus, da die intensive Beschäftigung mit einem Laut und die begleitende Arbeit an der Mundmotorik offensichtlich ausreichen, dass die Kinder den Schetismus von alleine überwinden. Das ist jedoch nicht bei allen Kindern der Fall, insbesondere nicht bei denen, deren Schetismus auf einer großen phonologischen Komponente beruht. Diese Kinder benötigen im Anschluss eine Schetismustherapie. Diese biete ich inzwischen auch als Gruppentherapie nach ähnlichem Muster wie SIGMA PLUS an (vgl. Kapitel 6: Andere Gruppenkonzepte, Sch-Gruppen).

Viele Kinder haben neben dem **Sigmatismus** eine mehr oder weniger stark ausgeprägte **myofunktionelle Schwäche** bis hin zu einer **myofunktionellen Störung**.

Kinder mit einer begleitenden **myofunktionellen Schwäche**, d.h. Unsicherheiten in der Mundmotorik, Ungeschicklichkeiten und leichten Wahrnehmungsschwächen bei der Lippen- und Zungenmotorik, können gut mit den mundmotorischen Übungen in dem SIGMA PLUS-Programm behandelt werden.

Kinder mit einer ausgeprägten **myofunktionellen Störung**, also mit offenem Biss, mit addentalem Schluckverhalten und mit addentaler oder interdentaler Zungenruhelage, müssen zunächst im Bereich ihrer orofazialen Fähigkeiten behandelt werden. Dies kann ebenfalls mittels einer Gruppentherapie geschehen, da die Gruppe auch bei diesen Übungen oft motivierender ist als die Einzeltherapie. Bei Kindern ab dem Schulalter empfiehlt sich hier das MyoTeam-Programm von S. Bühling und B. von Kirchbach, bei Kindern im Vorschulalter empfiehlt sich der Ansatz nach Padovan (ebenfalls als Gruppenbehandlung möglich, vgl. Kapitel 6: Andere Gruppenkonzepte, MyoTeam, MuMo-Gruppe).

Wurde die myofunktionelle Störung nicht vor Beginn der Sigmatismustherapie behandelt, wird die in der Gruppentherapie meist korrekt erlernte Aussprache der /s/-Laute in den seltensten Fällen im Anschluss an die Therapie in die Spontansprache übertragen. Daher sollte man bei Problemen, die korrekte Übungssprache in den Alltag zu übertragen, immer besonders die myofunktionellen Fähigkeiten, insbesondere die Zungenruhelage und das Schluckverhalten, untersuchen. Hier liegt nach meiner Erfahrung das größte Hindernis für einen dauerhaften Transfer in die Spontansprache.

Zusammenfassung:
Indikationen für SIGMA PLUS sind:

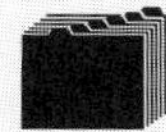

- Sigmatismus addentalis
- Sigmatismus interdentalis
- Sigmatismus lateralis (bedingt, nur mit zusätzlichen Einzelstunden)
- Sigmatismus plus Schetismus
- Sigmatismus plus myofunktionelle Schwäche

3.4 Stundenaufbau

Jede Gruppenstunde hat einen genau strukturierten Rahmen. Dies führt zu einer übersichtlichen Planung bei den Therapeuten und zu einer Vorhersehbarkeit des Ablaufes für die Kinder. Das bringt Sicherheit für beide Seiten.

Alle Stunden beginnen mit der Begrüßung und der Kontrolle der Hausaufgaben.

Anschließend erfolgen ungefähr 10-15 Minuten mundmotorische/myofunktionelle Übungen.

Daran schließen sich 15 Minuten Artikulationstraining nach dem klassischen Ansatz von van Riper an.

Den Abschluss bilden 10-15-minütige Kommunikationsspiele. Hier kommt es je nach Therapiephase zu Spielen mit oder ohne Bezug zu den erarbeiteten /s/-Lauten aus der vorangegangenen Artikulationstherapie. Wichtig ist hier das Miteinander-Sprechen.

Danach werden die Eltern in den Therapieraum hereingebeten und über die Stundeninhalte und die Hausaufgaben informiert.

Zusammenfassung:
Stundenaufbau

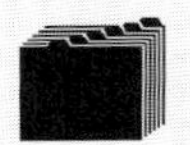

- 5 Minuten Begrüßung und Hausaufgabenkontrolle
- 10-15 Minuten Mundmotorik/ myofunktionelle Übungen
- 15 Minuten Artikulationstherapie (inkl. Hörtraining)
- 10-15 Minuten Kommunikationsspiel
- 10-15 Minuten Elternberatung/ Erklärung der Hausaufgaben

3.5 Themenaufbau Stunde 1 bis 12

Die Inhalte der zwölf Gruppentherapiestunden sind genau festgelegt. Dabei gibt es Übungen, die sich von der ersten bis zur letzten Stunde immer wiederholen, andere Inhalte bzw. Übungen werden nur zu bestimmten Phasen der Therapie angeboten. In jeder Stunde werden leichtere und schwerere Übungen angeboten, sodass sowohl die langsamer lernenden Kinder als auch die „schnellen Lerner" angesprochen werden. Zu Beginn der zwölf Stunden befinden sich alle Kinder ungefähr auf einem vergleichbaren Leistungsstand, im Verlauf der Therapie unterscheiden sich die Kinder aufgrund der unterschiedlichen Lerngeschwindigkeiten jedoch sehr. Daher müssen für verschiedene Leistungsstufen unterschiedliche Anforderungen in ein und derselben Stunde angeboten werden. Die Erfahrung zeigt: Sind Kinder unterfordert, fangen sie an sich zu langweilen und beginnen dann oft die Stunden zu stören. Doch auch Kinder, die überfordert sind, hören auf sich zu beteiligen und versuchen Aufmerksamkeit und Anerkennung der anderen durch Störungen des Gruppenablaufes zu erreichen. Dies muss man bei der Stundenplanung berücksichtigen und in der aktuellen Situation immer im Blick behalten.

Die inhaltliche Gestaltung der Artikulationsübungen lehnt sich an das Therapiekonzept von van Riper an (van Riper/Irwin, 1976).

Zu Beginn der Therapie (1. und 2. Stunde) werden Kennenlernübungen oder Namenspiele gemacht, bei denen sowohl die Therapeutin als auch die Kinder gegenseitig alle Namen lernen, um eine gute Vertrautheit miteinander herzustellen.

Nur in der ersten Stunde wird auch das gemeinsame Gruppenziel der Behandlung (Erlernen des korrekten /s/-Lautes) thematisiert und vereinbart.

Von der ersten bis zur letzten Gruppenstunde werden jeweils zu Beginn mundmotorische Übungen zur Verbesserung der Motorik und der Wahrnehmung im orofazialen Bereich durchgeführt. Zur Motivation werden diese Übungen z.T. auch mit Süßigkeiten oder Salzgebäck durchgeführt, was bei den Kindern sehr beliebt ist.

Übungen zur auditiven Differenzierung werden von der ersten bis zur fünften Stunde angeboten.
Die isolierte Lautbildung von [z] und [s] wird von Stunde zwei bis zehn geübt.
Auf Silbenebene wird in den Stunden drei bis sechs gearbeitet.
Wörter mit [z] und [s] werden in Stunde vier bis zehn angeboten.
Sätze mit [z] und [s] werden ab Stunde acht bis zwölf geübt, die Arbeit auf Textebene beginnt ab Stunde zehn bis zwölf.

Ab Stunde zehn bemerkt man bei der Mehrheit der Kinder eine deutliche Verbesserung ihrer Sprechfähigkeiten. Bis zu diesem Zeitpunkt zeigen einige Kinder außerhalb der Übungsstunden oft keinerlei Verbesserung. Ab der zehnten Stunde beginnen die meisten, ihre neuen Sprechfertigkeiten auch zu Hause einzusetzen. Daher ist auch die Begrenzung des Gruppenkonzeptes auf 10 Stunden zu kurz. Die Erfahrungen mit der „Schallmauer" von zehn Stunden haben dazu geführt, dieses Konzept auf zwölf Übungsstunden anzulegen. Für die meisten Kinder sind nach zwölf Stunden alle Grundlagen gelegt, um den Sigmatismus zu überwinden. Für die wenigen Kinder, die dafür länger brauchen, eignen sich dann einige anschließenden Einzelstunden. Die genauen Erfahrungen mit den Erfolgen und Misserfolgen dieses Therapiekonzeptes werden im Kapitel 4 dargelegt.

Zusammenfassung:
Themenaufbau der Gruppenstunden

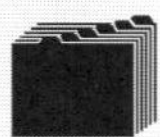

■ Zielvereinbarung	1. Stunde
■ Kennenlernübungen/Namenspiele	1. und 2. Stunde
■ MFT	1. bis 12. Stunde
■ Auditive Differenzierungsübungen	1. bis 5. Stunde
■ Lautbildung [z] und [s]	2. bis 10. Stunde
■ Silbenübungen	3. bis 6. Stunde
■ Wörter mit [z] und [s]	4. bis 10. Stunde
■ Sätze mit [z] und [s]	8. bis 12. Stunde
■ [z] und [s] im Kontext	10. bis 12. Stunde

4 Ergebnisse der Gruppentherapie

Die Ergebnisse sämtlicher SIGMA PLUS-Gruppen, die in der Zeit von September 1992 bis Dezember 2008 in meiner Praxis in Hamburg durchgeführt wurden, sind statistisch erfasst und ausgewertet. Dadurch liegen inzwischen Daten über 643 Kinder aus den verschiedenen Sigmatismusgruppen vor. Die Auswertung der Daten erfolgt in diesem Kapitel. Anhand dieser Auswertung lässt sich eine positive Aussage über die therapeutische Wirksamkeit und Effizienz der Gruppentherapie belegen und ihre ökonomische Relevanz einschätzen.

4.1 Gruppengrößen

In der Zeit von 1992 bis 2008 wurden insgesamt 114 Sigmatismusgruppentherapien in meiner Praxis durchgeführt. Die Gruppengrößen variierten dabei von mindestens drei Kindern bis zu maximal sechs Kindern. Die Gruppentherapie wurde immer von einer Logopädin oder einem Logopäden durchgeführt, in Einzelfällen wurde sie dabei von Logopädie-Praktikanten unterstützt.
Die genaue Verteilung ist in Abb. 9 dargestellt.

4.2 Bewertung des Therapieerfolges

Für die einheitliche Bewertung des Therapieerfolges wurde folgendes Bewertungsschema festgelegt:

- Erfolg
- Teilerfolg
- Kein Erfolg
- Therapieabbruch

Diese Begriffe wurden wie folgt definiert:

Erfolg

- Das Kind beherrscht die korrekte Lautbildung in der Übungssituation und setzt sie auch in der Spontansprache ein.
- Es ist keine weitere Therapie mehr erforderlich.
- Eine Nachkontrolle erfolgt nur bei Bedarf (Verschlechterung).

Teilerfolg

- Das Kind beherrscht die korrekte Lautbildung in der Übungssituation, setzt sie aber nur wenig oder nur zum Teil korrekt in der Spontansprache ein.
- Eine Therapiefortsetzung ist nicht indiziert, ein häusliches Übungsprogramm ist ausreichend.
- Eine Nachkontrolle in sechs Monaten ist erforderlich.

Kein Erfolg

- Das Kind beherrscht die korrekte Lautbildung in der Übungssituation noch nicht oder nur in Teilbereichen (Lautbildung, Silben, Wörter).
- Die Therapie muss in Einzeltherapie fortgesetzt werden (weil das Kind langsamer lernt als andere) oder
- Eine Therapiefortsetzung zum jetzigen Zeitpunkt ist nicht indiziert, eine spätere Kontrolle und eventuelle Fortsetzung der Therapie ist sinnvoll.

Therapieabbruch

Das Kind brach die Therapie vor Beendigung der Gruppentherapie ab. Gründe dafür sind:

- Organisatorische Gründe (Terminprobleme, Absageregelung)
- Gesundheitliche Probleme (Krankheit, Zahnwechsel, ...)
- Fehlende Motivation
- Umzug
- Zu gut für die Gruppe

Abb. 9: Verteilung der Gruppengrößen

Anzahl der Gruppen		6 Kinder pro Gruppe	5 Kinder pro Gruppe	4 Kinder pro Gruppe	3 Kinder pro Gruppe
1992 – 2001		36	7	7	2
2001 – 2003		21	2	0	0
2003 – 2008		27	8	3	1
Gesamtanzahl	Gruppen: 114	84	17	10	3

4.3 Therapieergebnisse

In der Zeit von 1992 bis 2008 wurden 643 Kinder in den Gruppen behandelt. Davon waren 386 Jungen (das entspricht 60%) und 257 Mädchen (entspricht 40%). In der Altersgruppe der 5- bis 7-jährigen Kinder wurden die meisten Patienten behandelt. Insgesamt waren es dort 483 Kinder, davon 293 (60%) Jungen und 189 (40%) Mädchen. Bei den 8- bis 12-Jährigen waren es insgesamt 152 Kinder, davon 87 Jungen (57%) und 65 Mädchen (43%). In der Gruppe der 13- bis 16-Jährigen wurden 9 Kinder behandelt (6 Jungen, 3 Mädchen).

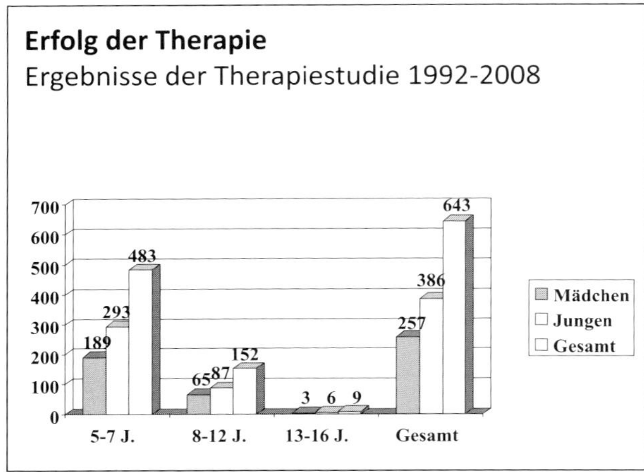

Abb. 10: Anzahl der Teilnehmer, Therapiestudie 1992-2008

Gesamtergebnisse 1992-2008

Die erste Zusammenfassung meiner Ergebnisse nahm ich im Jahr 2001 vor. In der nachfolgenden Tabelle sind alle Ergebnisse aus 1992 bis August 2001 enthalten (Abb. 11). Diese Gruppen habe ich alle selbst geleitet. In der Zeit von 2001 bis 2003 übernahmen dann viele meiner Mitarbeiterinnen SIGMA PLUS-Gruppen und wir führten den zusätzlichen Elterninformationsabend als verpflichtendes Strukturelement für die Gruppen ein. Auch legten wir in der Zusammenstellung der Gruppen strengere Kriterien an. Kinder mit ADHS Symptomatik und lateralen Sigmatismen wurden nicht mehr in den Gruppen behandelt. Die Ergebnisse sind in der Tabelle Therapiestudie 2001-2003 (Abb. 12) zusammengefasst.

Es ist ein deutlicher Anstieg der Kinder mit Erfolg nachweisbar (von 54,5% auf 70%), dem gegenüber steht eine Abnahme der Kinder mit Teilerfolg (von 33,5% auf 24%). In der letzten Studie von September 2003 bis Dezember 2008 (Abb. 13) nimmt die Kategorie „Teilerfolg" gegenüber der Kategorie „Erfolg" wieder zu (Erfolg: 62%, Teilerfolg: 26%). Als Erklärung lässt sich dazu nur sagen, dass die Gruppen über die Zeit insgesamt schwerer zu leiten geworden sind, da die Kinder insgesamt unruhiger sind und weniger „diszipliniert" lernen. Das drückt sich vor allem in der häufig fehlenden Fähigkeit aus, anderen ruhig zuhören zu können und nur zu reden, wenn man an der Reihe ist. Diese Fähigkeiten scheinen abzunehmen (siehe auch Kapitel 7: Erfahrungen mit schwierigen Gruppensituationen).

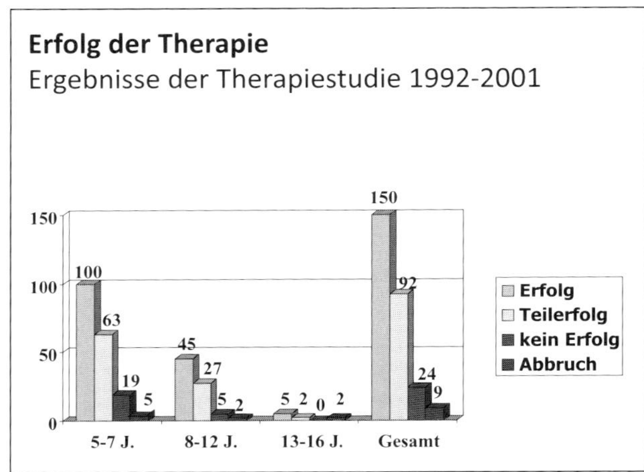

Abb. 11: Therapieergebnisse 1992-2001

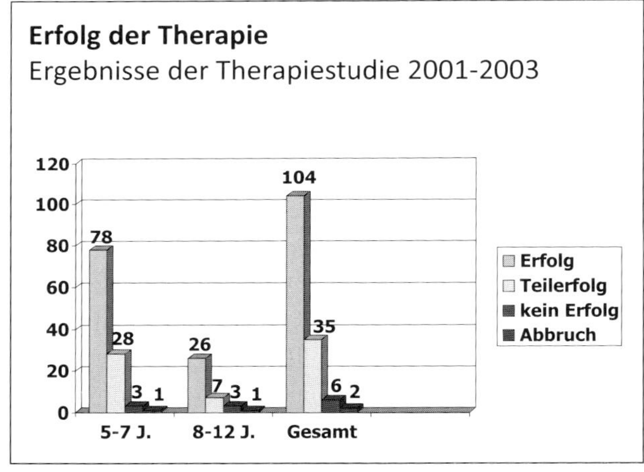

Abb. 12: Therapieergebnisse 2001-2003

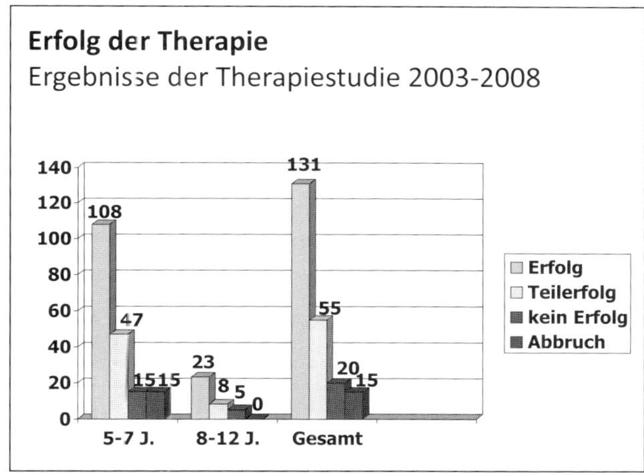

Abb. 13: Therapieergebnisse 2003-2008

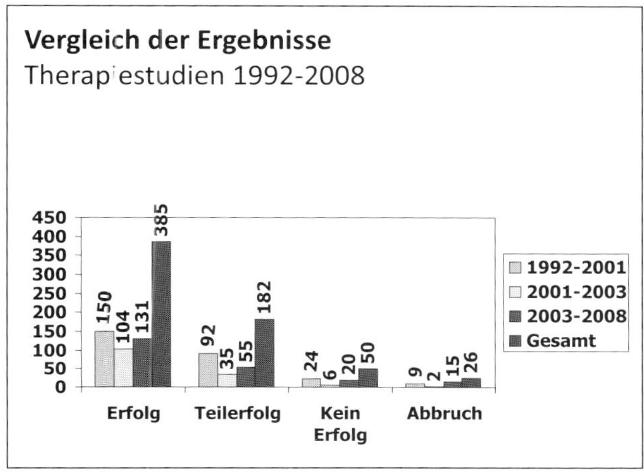

Abb. 14: Vergleich der Ergebnisse 1992-2008

Insgesamt hatten von den in 16 Jahren in den Gruppen behandelten 643 Kindern 385 Kinder Erfolg (60%), 182 einen Teilerfolg (28%), 50 Kinder hatten keinen Erfolg (8%) und 26 Kinder brachen die Therapie ab (4%).

Fasst man die Gruppen mit Erfolg und Teilerfolg zusammen, da die Teilnehmer in beiden Kategorien keine weitere Therapie mehr benötigten, wurden immerhin 88% der Kinder mit diesem Gruppenkonzept erfolgreich behandelt. Inwieweit die Gruppentherapie dabei im Vergleich zur Einzeltherapie im Kosten-Wirksamkeits-Vergleich bestehen kann, hat Maike Gumpert nachgewiesen (Gumpert, 2010). Gumpert stellt fest, dass Gruppenbehandlungen – bei vergleichbarer Wirksamkeit – in Bezug auf die Ergebnisse vergleichbaren Einzeltherapien bei Sigmatismus finanziell überlegen sind. Die Vermutung, dass also eine Gruppentherapie nach dem SIGMA PLUS-Ansatz zwar günstiger, aber gleichzeitig weniger wirksam sei, konnte von ihr verworfen werden (siehe auch Kapitel 4.6: Kosten und Nutzen der Gruppenprogramme, S. 48).

Es bleibt die Frage offen, inwieweit diese guten Ergebnisse auch über einen längeren Zeitraum Bestand haben. Denn 88% der Kinder mit Sigmatismus benötigen keine weitere Therapie als diese Gruppentherapie zur erfolgreichen Behandlung des Sigmatismus. Die Ergebnisse für den Zeitraum 2003-2008 wurden durch die Langzeit-Nachuntersuchung in 2009 (siehe Kapitel 4.5, S. 38) bestätigt.

Neben der Veränderung bezogen auf die gesamte Patientengruppe über die Zeit interessierte aber auch, ob eventuell Mädchen erfolgreicher sind als Jungen oder umgekehrt und ob es einen Unterschied in den verschiedenen Altersgruppen gibt. Ist es also besser, den Sigmatismus früher zu behandeln oder sollte er lieber erst im Schulalter behandelt werden? Zu dieser Frage lieferte die Therapiestudie folgende Ergebnisse:

Unterschiede im Therapieerfolg zwischen Jungen und Mädchen

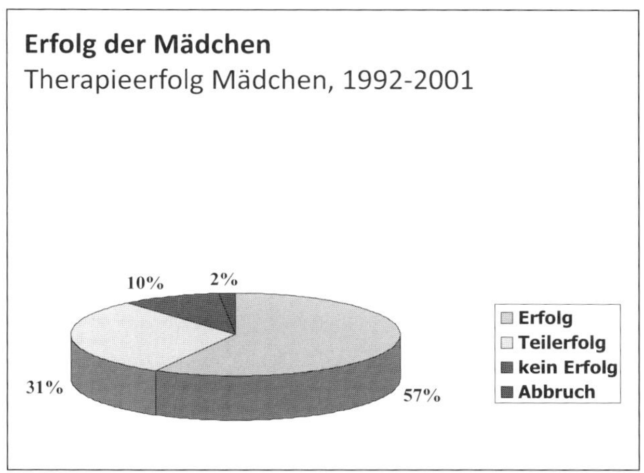

Abb. 15: Erfolg der Mädchen 1992-2001

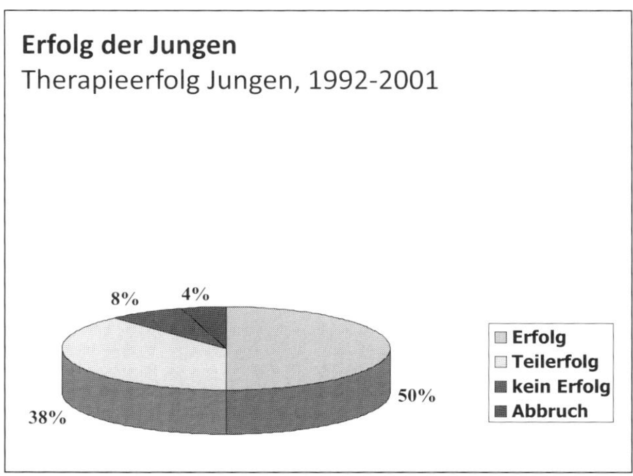

Abb. 16: Erfolg der Jungen 1992-2001

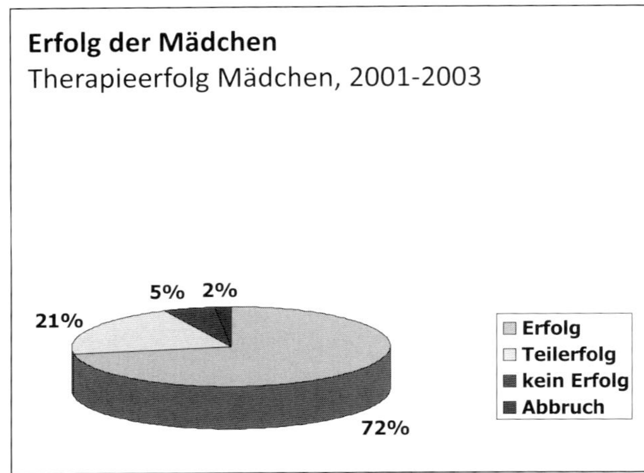

Abb. 17: Erfolg der Mädchen 2001-2003

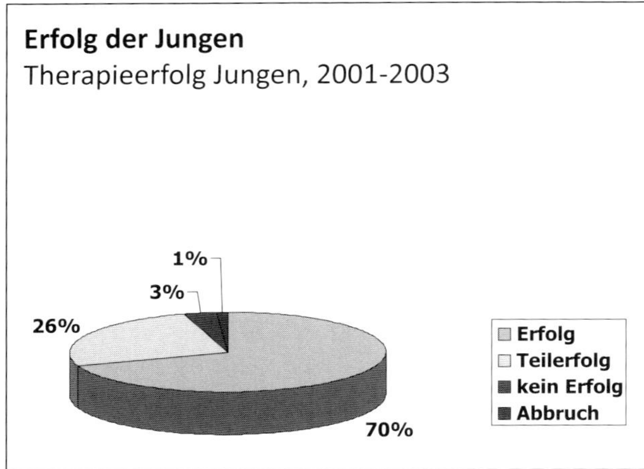

Abb. 18: Erfolg der Jungen 2001-2003

Aus den Tabellen lässt sich erkennen, dass die Mädchen 1992-2001 zwar häufiger einen Erfolg hatten als die Jungen (Erfolg Mädchen: 57% gegenüber Erfolg Jungen: 50%), nimmt man jedoch auch noch die Kategorie „Teilerfolg" dazu, benötigen nach Abschluss der Gruppentherapie sowohl 88% der Mädchen als auch 88% der Jungen keine Therapie mehr (Mädchen: Erfolg: 57% plus Teilerfolg: 31% = 88%, bei den Jungen: Erfolg: 50% plus Teilerfolg 38% = 88%).

Im Vergleichszeitraum 2001 bis 2003 sind die Erfolge sogar noch besser, und auch im Vergleich der Geschlechter zeigt sich kein bedeutsamer Unterschied.
Mädchen 1992-2001: Erfolg: 72% plus Teilerfolg 21% = 93% benötigen keine Therapie mehr.
Bei den Jungen: Erfolg: 70% plus Teilerfolg 26% = 96% benötigen keine weitere Therapie mehr.

Vergleich der Altersgruppen

Auch der Vergleich der verschiedenen Altersgruppen ist interessant:

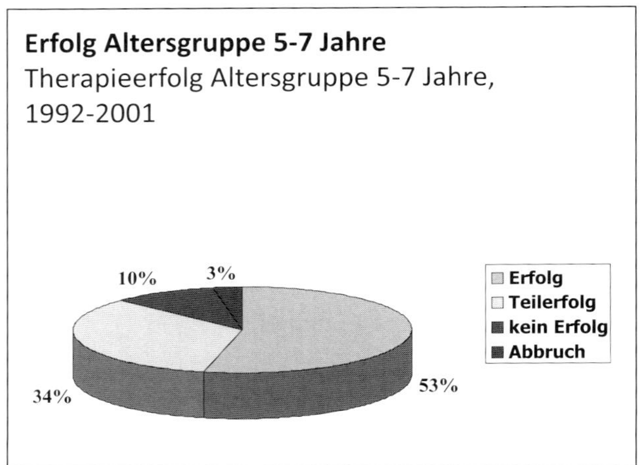

Abb. 19: Erfolg der 5- bis 7-Jährigen 1992-2001

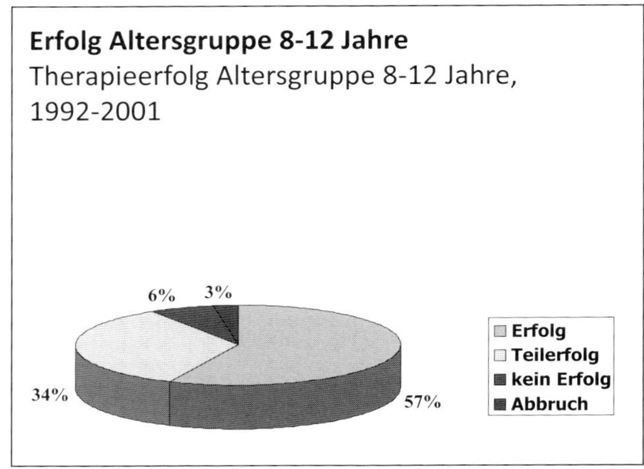

Abb. 20: Erfolg der 8- bis 12-Jährigen 1992-2001

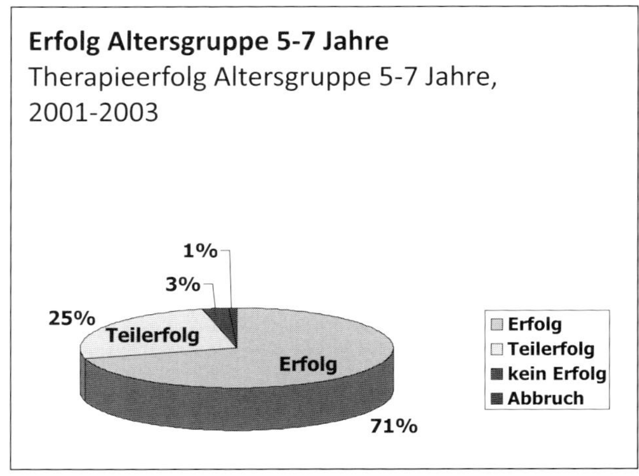

Abb. 21: Erfolg der 5- bis 7-Jährigen 2001-2003

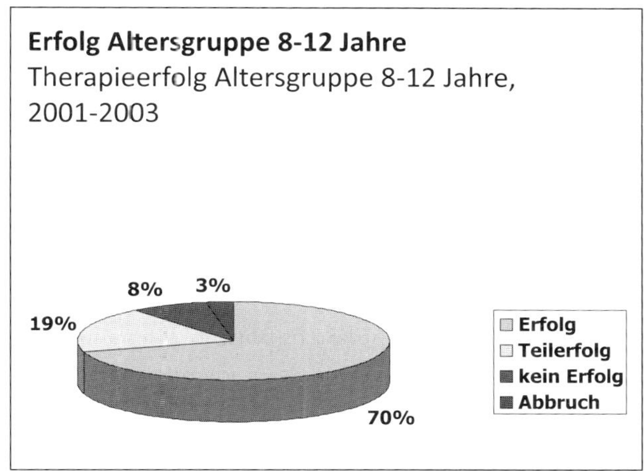

Abb. 22: Erfolg der 8- bis 12-Jährigen 2001-2003

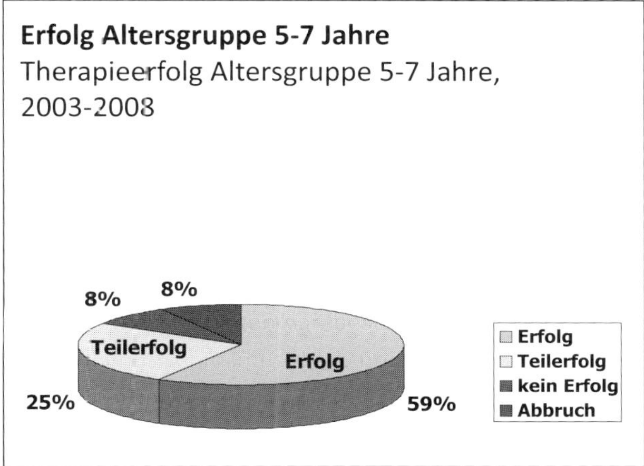

Abb. 23: Erfolg der 5- bis 7-Jährigen 2003-2008

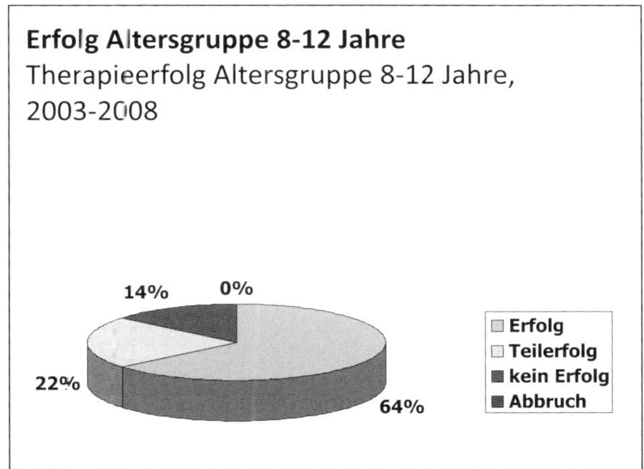

Abb. 24: Erfolg der 8- bis 12-Jährigen 2003-2008

Über alle Jahrgänge hinweg zeigt sich, dass die 5- bis 7-Jährigen nicht bedeutsam besser oder schlechter abschneiden als die Gruppe der 8- bis 12-Jährigen, wenn man Erfolg und Teilerfolg zusammennimmt:

- 1992-2001, 5 bis 7 Jahre
  53% Erfolg (E) plus 34% Teilerfolg (T.E)
  = 87% keine weitere Therapie
- 1992-2001, 8 bis 12 Jahre
  57% E. plus 34% T.E.
  = 91% keine weitere Therapie

- 2001-2003, 5 bis 7 Jahre
  71% E. plus 25% T.E.
  = 96% keine weitere Therapie
- 2001-2003, 8 bis 12 Jahre
  70% E. plus 19% T.E.
  = 89% keine weitere Therapie

- 2003-2008, 5 bis 7 Jahre
  59% E. plus 25% T.E.
  = 84% keine weitere Therapie
- 2003-2008, 8 bis 12 Jahre
  64% E. plus 22% T.E.
  = 86% keine weitere Therapie

Das bedeutet, dass man den Sigmatismus schon gut im Vorschulalter behandeln kann, wenn die zuvor beschriebenen Voraussetzungen für die Gruppenbehandlung vorliegen und die Kinder und Eltern eine solche Behandlung wollen. Es bedeutet aber auch, dass es nicht besser oder schlechter ist, mit dieser Behandlung noch bis zum Schulalter zu warten, da die Erfolgschancen für eine spätere Behandlung mit diesem Gruppenkonzept nicht besser oder schlechter als bei einem früheren Beginn sind.

Die Entscheidung, wann eine Sigmatismustherapie angebracht ist, kann also ganz individuell getroffen werden.

Zusammenfassung der Ergebnisse:

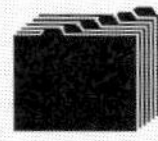

- Die Gruppentherapie SIGMA PLUS war bei insgesamt 88% der behandelten Kinder ausreichend, um ihren Sigmatismus zu behandeln.
- Es gibt keinen geschlechtsspezifischen Unterschied im Erfolg von Jungen und Mädchen.
- Es gibt keinen altersgruppenspezifischen Unterschied im Erfolg der Gruppe der 5- bis 7-Jährigen und der Gruppe der 8- bis 12-Jährigen.

4.4 Erfahrungen mit dem SIGMA PLUS-Konzept

Die Durchführung des SIGMA PLUS-Konzeptes über inzwischen 17 Jahre mit über 650 Kindern und 16 verschiedenen Logopädinnen und Logopäden in meiner Praxis führte außer zu den im letzten Kapitel dargestellten zahlenmäßigen Ergebnissen noch zu einer ganzen Reihe Erfahrungen, die dann in das Konzept mit eingeflossen sind. Folgende günstige und ungünstige Voraussetzungen konnten für die Gruppentherapie beobachtet werden:

Günstige Voraussetzungen für die Sigmatismusgruppentherapie

Die Ergebnisse am Ende der Therapie und während ihrer Durchführung haben gezeigt, dass es günstiger für den Erfolg ist, wenn es sich um einen Sigmatismus addentalis oder Sigmatismus interdentalis handelt, da diese beiden Störungsbilder optimal in der Gruppe gefördert werden können.

Es ist außerdem günstig für den Therapieerfolg in der Gruppe, wenn keine oder nur eine geringe myofunktionelle Komponente vorliegt, da der Übungsanteil für die orofazialen Fähigkeiten in der Gruppe sonst nicht ausreichend ist.

Weiterhin stellt eine noch nicht erfolgte, aber kieferorthopädisch erforderliche Versorgung den Therapieerfolg einer vorhergehenden Sigmatismustherapie in Frage, bzw. können die Kinder keine ausreichenden Fortschritte in der Gruppenbehandlung machen, bevor die Kieferregulierung nicht eingeleitet ist.

Neben diesen störungsspezifischen Voraussetzungen sind auch persönliche Voraussetzungen für den Erfolg der Gruppentherapie wichtig. Kinder, die gerne in Gruppen lernen, haben es leichter als sehr schüchterne und gehemmte Kinder. Dennoch bieten Gruppen gerade schüchternen und gehemmten Kindern im Vorschulalter die große Chance, in einem geschützten Rahmen positive Lernerfahrungen zu machen, die ihnen dann später in der Schule nützlich sind. Daher nehmen wir gerade diese Kinder gerne mit in die Gruppentherapie, auch wenn die Mütter vor Beginn große Bedenken haben, ob es für ihr Kind das Richtige ist.

Auch Kinder, die noch nicht gelernt haben, in Gruppen einmal ihre eigenen Bedürfnisse zurückzustellen und zuzuhören, wenn andere reden, können in diesem Kleingruppenrahmen positive soziale Lernerfahrungen machen, die ihnen dann später in der Schule das Lernen erleichtern.

Dies gilt jedoch nicht für Kinder mit auffälligen Wahrnehmungsstörungen und Kinder mit ADHS. Sie profitieren nach unserer Erfahrung nicht von dieser Art Lerngruppe, sondern benötigen gezieltere Förderung, sowohl in der Aussprache als auch im Sozialverhalten. Das kann der Rahmen der SIGMA PLUS-Gruppen nicht leisten.

Eine weitere Erfahrung ist, dass Gruppen mit ausgeglichenem Geschlechterverhältnis (drei Jungen und drei Mädchen oder vier Jungen/Mädchen und zwei Mädchen/Jungen) leichter zu führen sind und schneller zum Erfolg kommen als reine Jungengruppen. Besonders ungünstig hat sich ein Geschlechterverhältnis von fünf Jungen zu einem Mädchen herausgestellt. Ein einziges Mädchen in der Gruppe fühlt sich häufig sehr isoliert. Umgekehrt scheint dies seltener der Fall zu sein, es kommt aber auch vor, dass ein einziger Junge sich unter vier oder fünf Mädchen nicht wohlfühlt (siehe individuelle Rückmeldung der Eltern in Kapitel 4.5). Ein Junge unter fünf Mädchen profitiert oft von der günstigen Lernatmosphäre in diesen Gruppen. Reine Mädchengruppen sind kein Problem, sondern in der Regel im Sozialverhalten sehr lernorientiert und leicht zu leiten.

Ungünstige Voraussetzungen für die Sigmatismusgruppentherapie

Störungsspezifisch hat sich der Sigmatismus lateralis als ungünstig für die Gruppenbehandlung herausgestellt, da in der Lautbildungsphase zu wenig Zeit ist, um auf die speziellen Bedürfnisse dieses Störungsbilds einzugehen. Die Lautbildung müsste also bereits vor Beginn der Gruppentherapie in Einzeltherapie angebahnt werden, um den Kindern in der Gruppe zum Erfolg zu verhelfen.

Ist eine kieferorthopädische Versorgung notwendig, weil z.B. der Oberkiefer zu eng ist und die Zunge nicht am Zungenruhepunkt liegen kann, oder besteht eine deutliche Prognathie des Unterkiefers, so haben diese Kinder oft keine Chance, die Zunge in der gewünschten Lage und Spannung zu halten und dies beim Sprechen umzusetzen. Ihre Zunge stößt beim Sprechen meistens gegen die Zähne. Es ist für sie dann oft sehr frustrierend zu sehen, dass sie trotz regelmäßiger Übung keine Fortschritte machen, während die anderen Kinder in der Gruppe gar keine Schwierigkeiten haben, die Übungen korrekt auszuführen.

Genauso hinderlich wie Fehlstellungen der Zähne oder des Kiefers ist ein nicht abgebautes Lutschhabit beim Erwerb des korrekten /s/-Lautes. Da die Zunge zu weit vorne im Mund liegt, muss sie für jeden Artikulationsversuch zurückgezogen werden. Dies kann den Kindern beim konzentrierten Üben auch noch gelingen, es in die Spontansprache zu übertragen, gelingt ihnen nur selten.

Ebenso schwierig gestaltet sich eine Sigmatismustherapie, wenn die Kinder eine myofunktionelle Störung haben und die Lippen-, Kiefer- und Zungenmuskulatur nicht ausreichend beweglich und sensibel für das Erlernen der Zischlaute mit ihrer fein dosierten Spannung ist. Hier sollte zunächst eine Myofunktionelle Therapie durchgeführt werden, um den Kindern die nötigen Voraussetzungen für das Erlernen des /s/-Lautes zu ermöglichen. Zum Teil erübrigt sich dann auch die Sigmatismustherapie. Dies muss aber immer im Einzelfall abgeklärt werden.

Eine weitere ungünstige Voraussetzung für die Sigmatismustherapie in der Gruppe ist das Vorliegen von erheblichen Wahrnehmungsstörungen im Sinne einer ADHS. Diese Kinder stören häufig in der Gruppe, wenn sie nicht die alleinige Aufmerksamkeit der Therapeutin bekommen. Das führt dann oft dazu, dass sich die anderen Kinder in der Gruppe vernachlässigt fühlen oder ebenfalls anfangen, das störende Verhalten mitzumachen. Sie albern herum, stehen auf, laufen um den Tisch und die Lautstärke in der Gruppe steigt. Dadurch kommt dann keiner mehr zu seinem Recht und gelernt wird in diesen Stunden wenig.

Zusammenfassung:

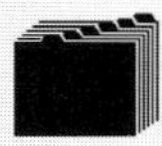

Günstige Voraussetzungen für eine erfolgreiche Gruppentherapie:

- Sigmatismus addentalis/interdentalis
- Keine oder nur leichte myofunktionelle Schwäche
- Keine kieferorthopädische Behandlung erforderlich
- Normale Entwicklung

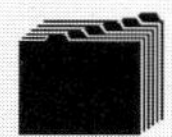

Ungünstige Voraussetzungen für eine erfolgreiche Gruppentherapie:

- Sigmatismus lateralis
- Kieferorthopädische Versorgung erforderlich
- Nicht abgebautes Lutschhabit
- Myofunktionelle Störung
- Wahrnehmungsstörungen

4.5 Ergebnisse einer Langzeitstudie über die Effektivität des SIGMA PLUS-Programms

Um nach jahrelanger Durchführung der Gruppentherapie neben den Erfahrungen der behandelnden Therapeuten auch direkte Rückmeldung zur Wirksamkeit des Therapieprogramms zu bekommen bzw. zu überprüfen, wie dauerhaft der Therapieerfolg ist, wurde im August 2009 eine schriftliche Befragung durchgeführt, bei der insgesamt 210 ehemalige Patienten der Sigmatismusgruppen von 2003 bis 2008 angeschrieben wurden. Kontaktiert wurden alle Patienten, die in den Jahren 2003 bis Ende 2008 an den Gruppentherapien teilgenommen hatten, sie bis zum Ende durchgeführt hatten (keine Therapieabbrüche) und deren Adresse noch aktuell war bzw. ermittelt werden konnte. Aus den Sigmatismusgruppen der 5- bis 7-Jährigen und 8- bis 12-Jährigen kamen so 210 Patienten zusammen. Die Patienten bzw. ihre Eltern hatten einen Monat Zeit, den dreiseitigen Fragebogen ausgefüllt an die Praxis zurückzuschicken (Fax, Post oder persönliche Abgabe). Ein frankierter Rückumschlag wurde nicht dazu gelegt, da davon ausgegangen wurde, dass viele den Bogen per Fax zurückschicken würden.

In der Gruppe der 5- bis 7-Jährigen wurden insgesamt 168 Kinder angeschrieben, 56 (= 33%) davon antworteten. In der Gruppe der 8- bis 12-Jährigen wurden 42 Patienten angeschrieben, wobei 13 (= 30,9%) antworteten. Insgesamt kamen 69 Fragebogen der 210 versandten Bogen zurück (= 32,8%).

Im Folgenden werden die Ergebnisse dieser Befragung vorgestellt. Der Fragebogen und das Anschreiben befinden sich im Anhang. Gefragt wurde nach dem aktuellen Alter des Kindes (1a), dem Geschlecht (1b), dem Teilnahmejahr in der Sigmatismusgruppe (2), dem Alter des Kindes zum Zeitpunkt der Gruppentherapie (3), nach einer logopädischen Behandlung vor der Gruppentherapie (4), dem Therapieergebnis direkt nach Abschluss der Gruppe (5), der Qualität der Aussprache zum jetzigen Zeitpunkt in Bezug auf die allgemeine Aussprache (6.1) und in Bezug auf die /s/-Laute (6.2), dargestellt in Schulnoten. Weiterhin wurde gefragt, ob das Kind nach der Gruppentherapie noch weitere logopädische Therapie erhalten hat (7), ob eine kieferorthopädische Versorgung erforderlich wurde oder bereits vorher begonnen worden war (8).

Am Ende der Befragung wurden elf Aussagen zum Thema Gruppentherapie vorgegeben, die die Eltern aus der Erinnerung heraus bestätigen oder für sich als nicht zutreffend ignorieren konnten. Mehrfachnennungen waren hierbei möglich. Zum Schluss hatten die Eltern noch die Möglichkeit, eigene Gedanken zur vergangenen Sigmatismusgruppentherapie ihres Kindes frei und individuell zu formulieren.

(Frage 1.1) Alter der befragten Kinder

Das Durchschnittsalter der Kinder in der Gruppe der 5- bis 7-Jährigen lag zum Zeitpunkt der Befragung bei 11;6 Jahren, bei einer Verteilung von 7 bis 13 Jahre. 27% der Kinder (15 Kinder) waren 9 Jahre alt, 20% (11 Kinder) waren 10 Jahre, 18% (10 Kinder) waren 12 Jahre.

Das Durchschnittsalter der Gruppe der 8- bis 12-Jährigen lag zum Zeitpunkt der Befragung bei 12;5 Jahren, bei einer Verteilung von 9 bis 17 Jahre. 30% der Kinder (4 Kinder) waren 12 Jahre alt, 23% (3 Kinder) waren 11 Jahre, 15% (2 Kinder) waren 14 Jahre alt.

Das Durchschnittsalter aller Teilnehmer der Umfrage betrug 11;8 Jahre, bei einer Verteilung von 7 bis 17 Jahren.

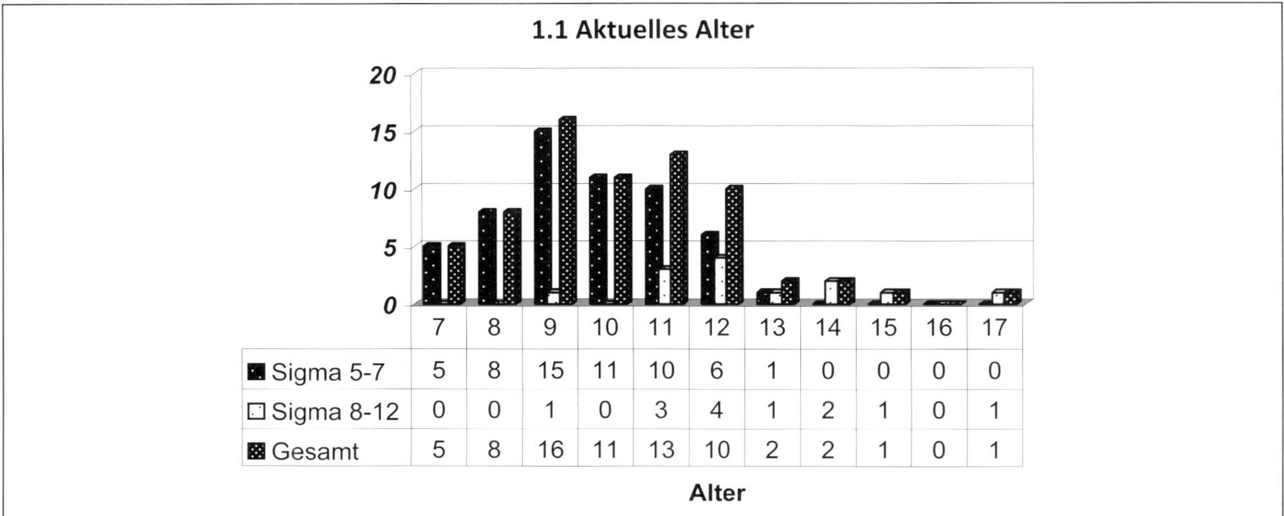

	7	8	9	10	11	12	13	14	15	16	17
Sigma 5-7	5	8	15	11	10	6	1	0	0	0	0
Sigma 8-12	0	0	1	0	3	4	1	2	1	0	1
Gesamt	5	8	16	11	13	10	2	2	1	0	1

Abb. 25: Tabelle (1.1): Aktuelles Alter der befragten Teilnehmer

(Frage 1.2) Geschlecht der befragten Kinder

In der Gruppe der 5- bis 7-Jährigen waren 26 Jungen (48%), 28 Mädchen (52%), zweimal fehlten Angaben zum Geschlecht (4%). Bei den 8- bis 12-Jährigen waren es 10 Jungen (77%) und 3 Mädchen (23%).

Insgesamt gab es Rückmeldungen von 36 Jungen (52%), 31 Mädchen (45%) und zweimal ohne Angaben (3%). Das entspricht nicht ganz dem Trend der Verteilung in den damaligen Gruppen. Jungen stellten dabei 60% der Teilnehmer, Mädchen 40%.

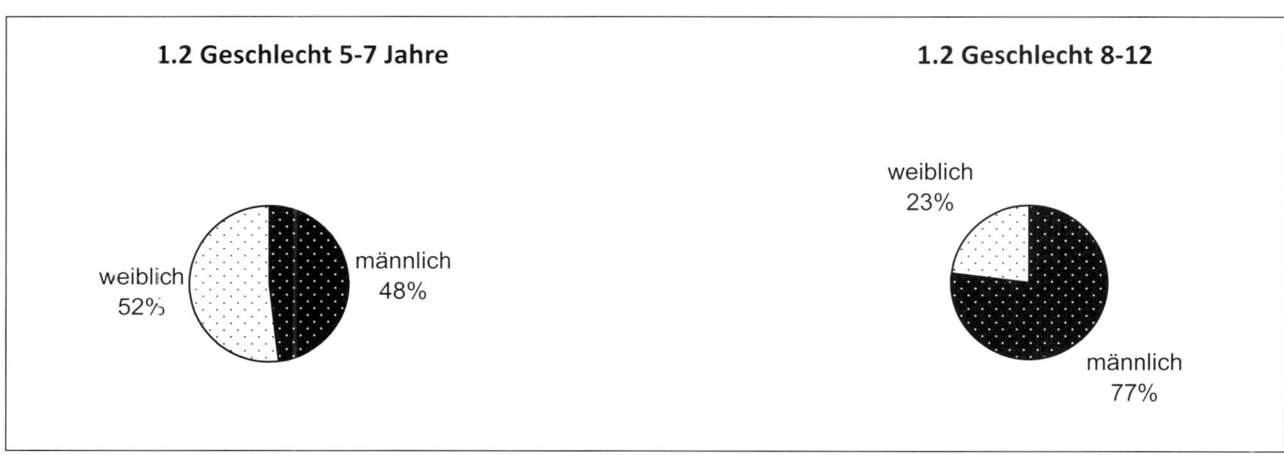

Abb. 26: Verteilung Jungen/Mädchen in den Gruppen (Umfrageteilnehmer)

(Frage 2) Jahr der Teilnahme an der Gruppentherapie

Bei den 5- bis 7-Jährigen liegt die Gruppentherapie im Durchschnitt 3;6 Jahre zurück, bei den 8- bis 12-Jährigen 3;5 Jahre, insgesamt also 3;6 Jahre im Mittel. Die am längsten zurückliegenden Gruppenbehandlungen fanden vor sechs Jahren statt (7 Kinder aus dem Jahr 2003), die jüngsten Ergebnisse liegen ein Jahr zurück (7 Kinder aus dem Jahr 2008). Die meisten Teilnehmer der Befragung sind aus dem Jahr 2005 (21 Kinder, das entspricht 30% der Teilnehmer an der Umfrage), aus diesem Jahr wurden aber auch die meisten Teilnehmer angeschrieben.

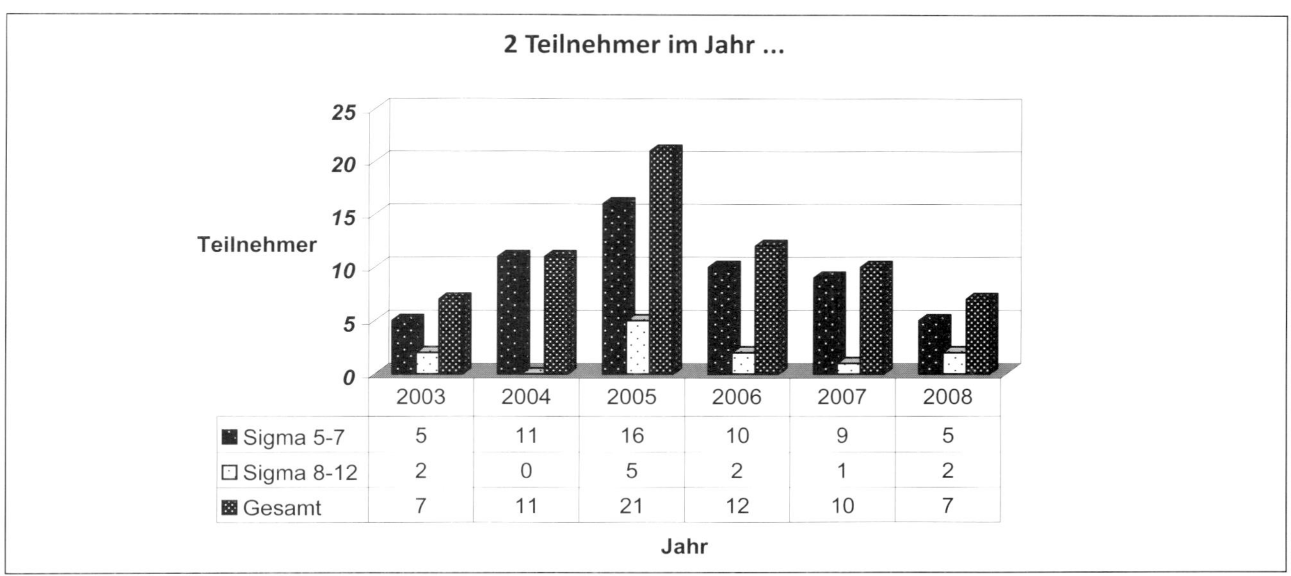

	2003	2004	2005	2006	2007	2008
Sigma 5-7	5	11	16	10	9	5
Sigma 8-12	2	0	5	2	1	2
Gesamt	7	11	21	12	10	7

Abb. 27: Tabelle (2): Anzahl der Teilnehmer im Jahr der Teilnahme an den Gruppen

(Frage 3) Alter zum Zeitpunkt der Behandlung

Das Durchschnittsalter der befragten Patienten lag in der Gruppe der 5- bis 7-Jährigen bei 5;9 Jahren, mit einer Verteilung von 4 bis 7 Jahren, bei den 8- bis 12-Jährigen bei einem Mittel von 8;9 Jahren (Verteilung von 8 bis 12 Jahre). Insgesamt liegt das errechnete Durchschnittsalter der Befragten zum Zeitpunkt der Behandlung bei 6;5 Jahren.

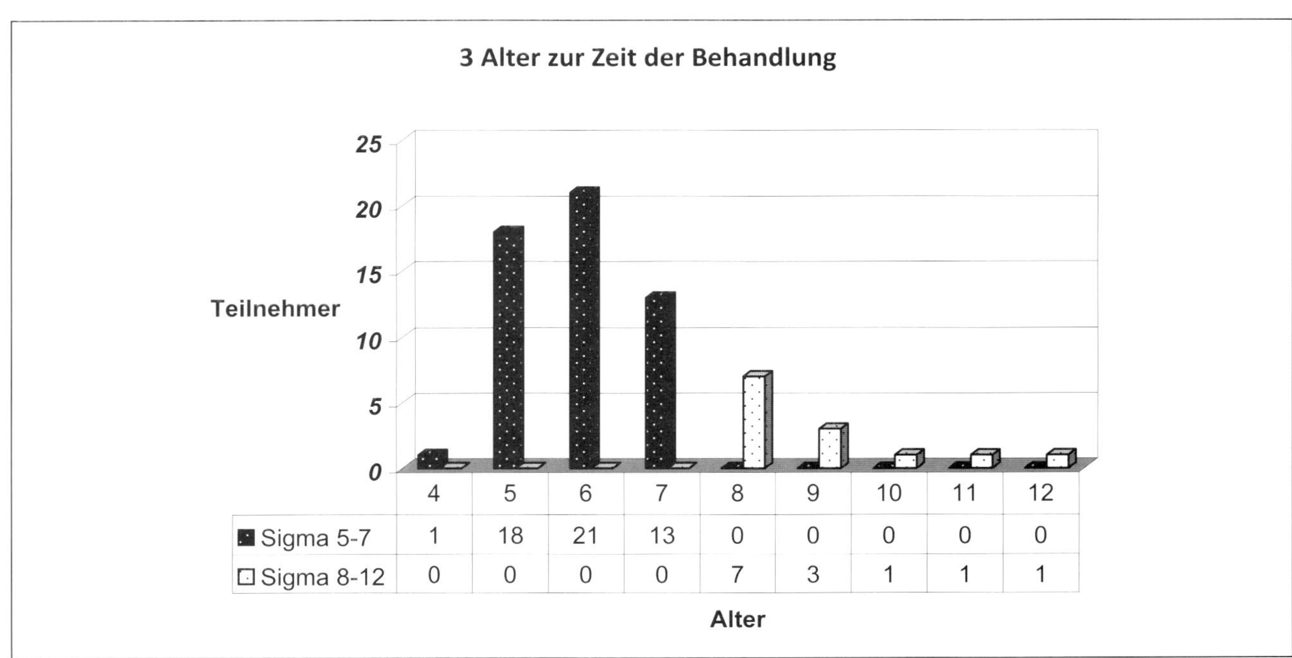

	4	5	6	7	8	9	10	11	12
Sigma 5-7	1	18	21	13	0	0	0	0	0
Sigma 8-12	0	0	0	0	7	3	1	1	1

Abb. 28: Tabelle (3): Alter zum Zeitpunkt der Gruppentherapie

(Frage 4) Logopädische Therapie vor Beginn der Gruppentherapie SIGMA PLUS

Vor Beginn der Gruppentherapie hatten 76% (35 Kinder) der 5- bis 7-jährigen Kinder noch keine weitere logopädische Therapie erhalten. 15% hatten bereits eine Einzeltherapie wegen eines anderen Sprachproblems (7 Kinder).

Bei den 8- bis 12-Jährigen verteilt sich dies etwas anders: 64% hatten noch keine Einzeltherapie gehabt (7 Kinder), aber 36% waren bereits in logopädischer Einzelbehandlung gewesen (4 Kinder), davon erhielten 3 Kinder (21%) eine Therapie wegen einer myofunktionellen Störung.

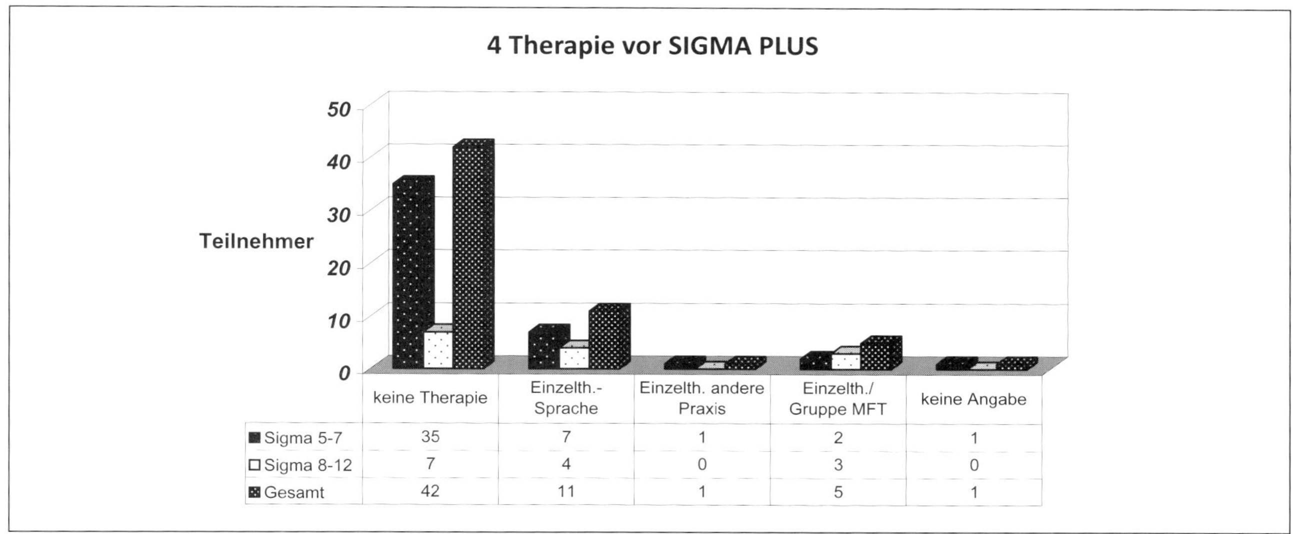

	keine Therapie	Einzelth.-Sprache	Einzelth. andere Praxis	Einzelth./Gruppe MFT	keine Angabe
Sigma 5-7	35	7	1	2	1
Sigma 8-12	7	4	0	3	0
Gesamt	42	11	1	5	1

Abb. 29: Tabelle (4): Logopädische Therapie vor Beginn der Gruppentherapie SIGMA PLUS

(Frage 5) Therapieergebnis direkt nach Abschluss der Gruppentherapie

Für die Bewertung des Therapieerfolges wurden wieder die bereits bekannten Kategorien „Erfolg“, „Teilerfolg“ und „kein Erfolg“ gewählt. Den Eltern wurde im Fragebogen erläutert, was unter diesen Begriffen zu verstehen ist. Aus der Erinnerung sollten sie einschätzen, wie ihr Kind damals die Therapie abgeschlossen hatte. Erstaunlich sind hier die sehr guten Ergebnisse in der Elternbewertung im Vergleich zu den von den Therapeuten getroffenen Einschätzungen direkt zum Abschluss der Therapie (Kapitel 4.3). Die Eltern sind hierbei noch optimistischer als die Therapeuten. Interessant wird die Überprüfung dieser Erwartungen in Frage 7, ob in ebenso hohem Maße keine weitere Therapie mehr erforderlich gewesen ist.

- Guter Erfolg zum Abschluss der Therapie wurde von 60,9% aller Befragten angegeben, Teilerfolg benannten 30,4% und keinen Erfolg gaben 7,2% an (1,4% machten hierzu keine Angaben).
- Bei den 5- bis 7-Jährigen gaben an: 58,9% Erfolg, 32,1% Teilerfolg (zusammen ist für 90% keine weitere Therapie geplant), 7,1% kein Erfolg
- Bei den 8- bis 12-Jährigen gaben an: 69,2% Erfolg, 23,1 % Teilerfolg (zusammen ist für 92,3% keine weitere Therapie geplant), 7,7% kein Erfolg
- Siehe hierzu Prognosedaten in Kapitel 4.3: Therapieergebnisse
- Im Zeitraum 2003-2008 in der Altersgruppe 5 bis 7 Jahre: 59% Erfolg, plus 25% Teilerfolg = 84% keine weitere Therapie
- Im Zeitraum 2003-2008 in der Altersgruppe 8 bis -12 Jahre: 64% Erfolg, plus 22% Teilerfolg = 86% keine weitere Therapie

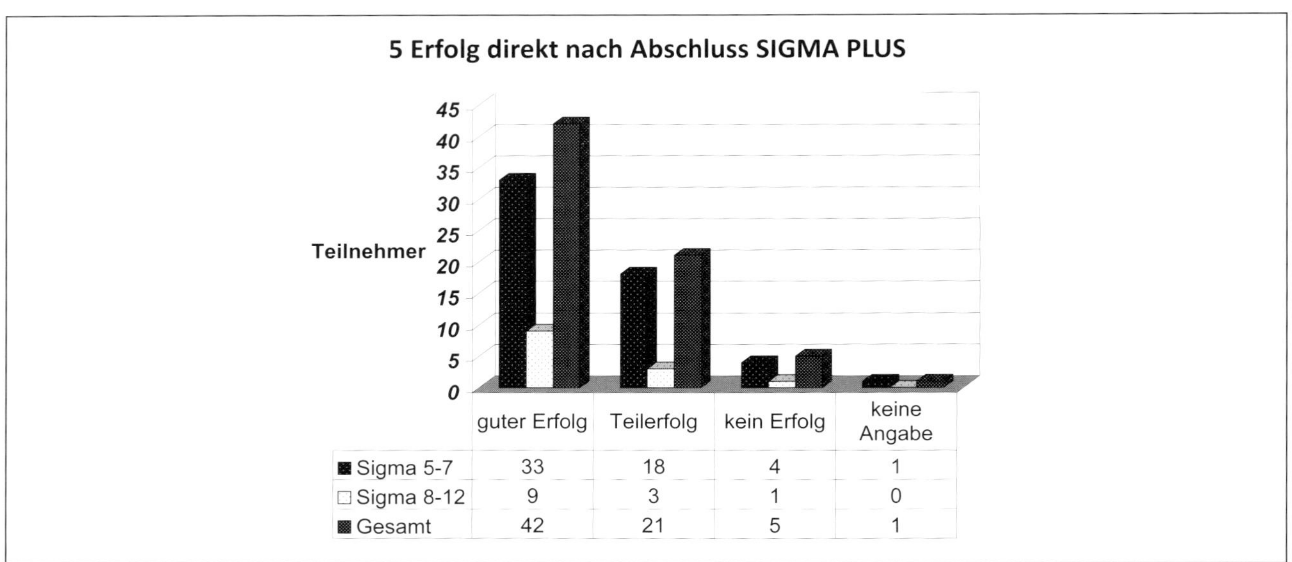

	guter Erfolg	Teilerfolg	kein Erfolg	keine Angabe
Sigma 5-7	33	18	4	1
Sigma 8-12	9	3	1	0
Gesamt	42	21	5	1

Abb. 30: Tabelle (5): Erfolg der Therapie direkt nach Abschluss der Gruppentherapie

(Frage 6) Qualität der aktuellen Aussprache

Hierbei wurde unterteilt in die allgemeine Aussprache und in die Aussprache speziell der /s/-Laute, die ja in den SIGMA PLUS-Gruppen trainiert wurde. Interessant war zu erfahren, ob es hier große Diskrepanzen gab, ob eventuell die Aussprache der Zischlaute besser eingeschätzt wurde als die allgemeine Aussprache oder umgekehrt. Die Eltern sollten die Qualität der Aussprache anhand der üblichen Schulnoten bewerten, wobei sie auf einem Zahlenstrahl von 1 = sehr gut, über 2 = gut, 3 = befriedigend, 4 = ausreichend bis 5 = mangelhaft markieren konnten.

(Frage 6.1) Allgemeine Aussprache

Die allgemeine Aussprache (alle Laute/Buchstaben) sollte in Hinblick auf Verständlichkeit und Deutlichkeit bewertet werden. Die Eltern der jüngeren Kinder (Gruppe der 5- bis 7-Jährigen) gaben dabei im Durchschnitt eine 1,7. Die Eltern der älteren (8- bis 12-jährigen) Kinder bewerteten die allgemeine Aussprache mit 2,2. Insgesamt bekamen alle Kinder im Mittel eine 1,8.

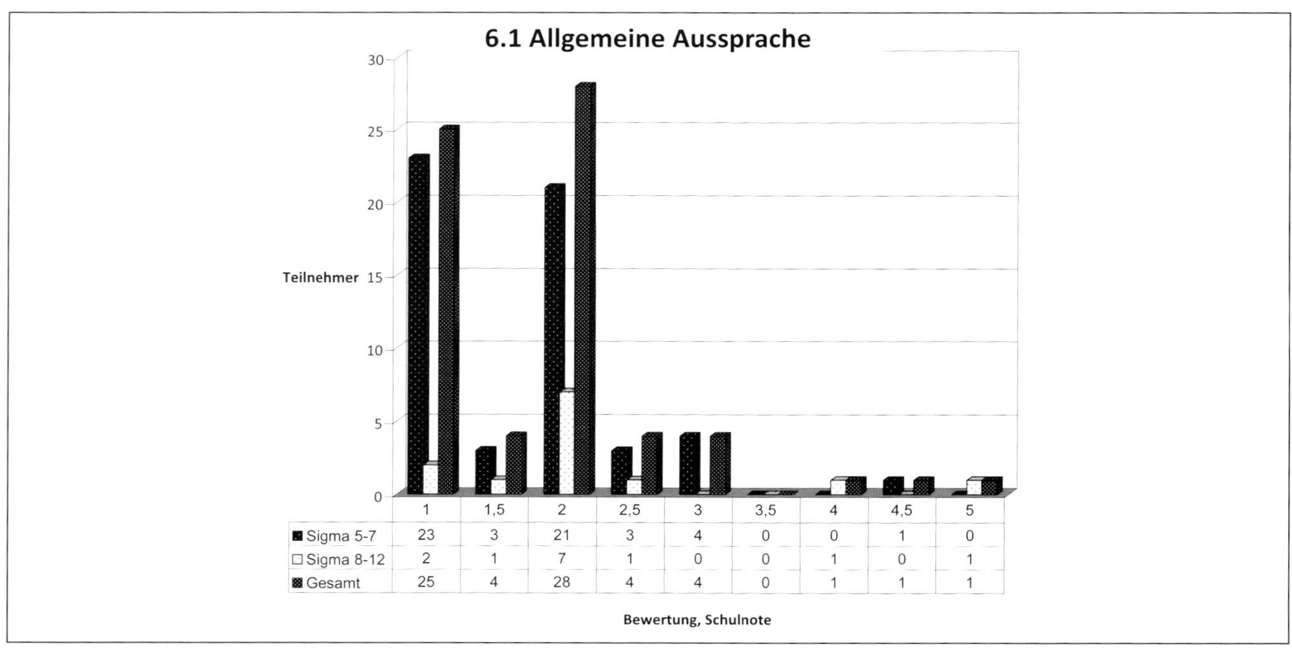

	1	1,5	2	2,5	3	3,5	4	4,5	5
Sigma 5-7	23	3	21	3	4	0	0	1	0
Sigma 8-12	2	1	7	1	0	0	1	0	1
Gesamt	25	4	28	4	4	0	1	1	1

Abb. 31: Tabelle (6.1): Bewertung der allgemeinen Aussprache

(Frage 6.2) Aussprache der /s/-Laute

Die Aussprache der /s/-Laute des Kindes sollte in Hinblick auf die Korrektheit der Lautbildung und des Klanges bewertet werden. Die Eltern der jüngeren Kinder bewerteten hier das aktuelle Ergebnis ihrer Kinder mit 2,0 (also gut), die Eltern der älteren Gruppe vergaben im Mittelwert eine 2,1. Insgesamt ergab sich ein Mittelwert von 2,0 für alle Befragten.

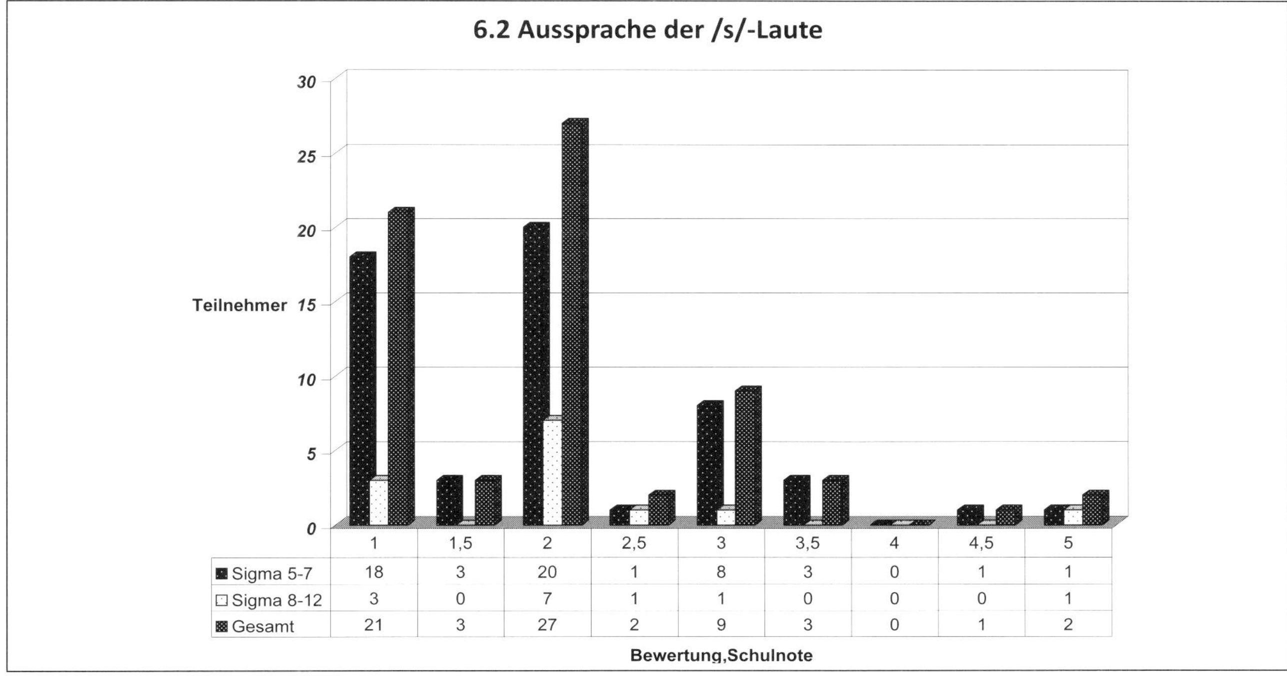

	1	1,5	2	2,5	3	3,5	4	4,5	5
Sigma 5-7	18	3	20	1	8	3	0	1	1
Sigma 8-12	3	0	7	1	1	0	0	0	1
Gesamt	21	3	27	2	9	3	0	1	2

Abb. 32: Tabelle (6.2): Bewertung der Aussprache der /s/-Laute

Dieses Ergebnis – eine im Schnitt „gute“ Aussprache der /s/-Laute auch noch im Mittel 3;6 Jahre nach Abschluss der Therapie – kann man als gelungenen Therapieerfolg bezeichnen. Schlechter als die Bewertung befriedigend (3) hatten nur 5 Kinder der 5- bis 7-Jährigen (9%) und 2 Kinder der 8- bis 12-Jährigen (15%) abgeschnitten. Zwei Eltern, deren Kinder zum Zeitpunkt der Befragung nur noch sehr schlecht sprachen (Note 4 und 5 für die /s/-Laute), meldeten sich auch direkt wieder in der Praxis und fragten nach Lösungsmöglichkeiten und erwähnten, dass sie es bisher versäumt hätten, die angebotenen Kontrolluntersuchungen wahrzunehmen.

Insgesamt 14 Mal bewerteten die Eltern die allgemeine Aussprache als deutlich besser als die Aussprache der /s/-Laute (mindestens 1 Note Unterschied). 8 Mal war es umgekehrt, die Aussprache der /s/-Laute wurde als deutlich besser bewertet als die allgemeine Aussprache.

(Frage 7) Weitere Sprachtherapie/Logopädie nach der Gruppenbehandlung

Die Auswertungen über weitere Behandlungen nach der Sprachtherapie sind neben der Qualität der aktuellen Aussprache der /s/-Laute die wichtigsten Ergebnisse der Befragung. Hier zeigte sich, dass die Einschätzung zum Abschluss der Gruppenbehandlung im Allgemeinen Bestand hat.

85% der Befragten benötigten/hatten nach der Gruppenbehandlung SIGMA PLUS keine weitere logopädische Therapie mehr (83% der 5- bis 7-Jährigen und 92% der 8- bis 12-Jährigen).

Dabei hatten 58% dieser Befragten auch schon die Frage 5 nach dem Erfolg der Gruppe mit „Erfolg“ beantwortet und 27% mit „Teilerfolg“, d.h., dass 85% dies vorher auch so eingeschätzt hatten. Daher kann man davon ausgehen, dass die abschließende Bewertung der Gruppenerfolge durch die Therapeuten eher zu niedrig als zu hoch eingeschätzt wurde. Die Eltern sehen das zumindest weniger kritisch und sind mit dem Erfolg ihrer Kinder eher zufrieden.

14% aller Kinder (9 Kinder) benötigten im Anschluss an die Gruppentherapie SIGMA PLUS noch eine weitere Therapie. 8% der Kinder (5 Kinder) hatten eine Einzeltherapie in der gleichen Praxis, 8% (5 Kinder) hatten eine Gruppentherapie wegen myofunktioneller Störung, 1,5% (1 Kind) wechselte für eine Einzeltherapie in eine andere Praxis.

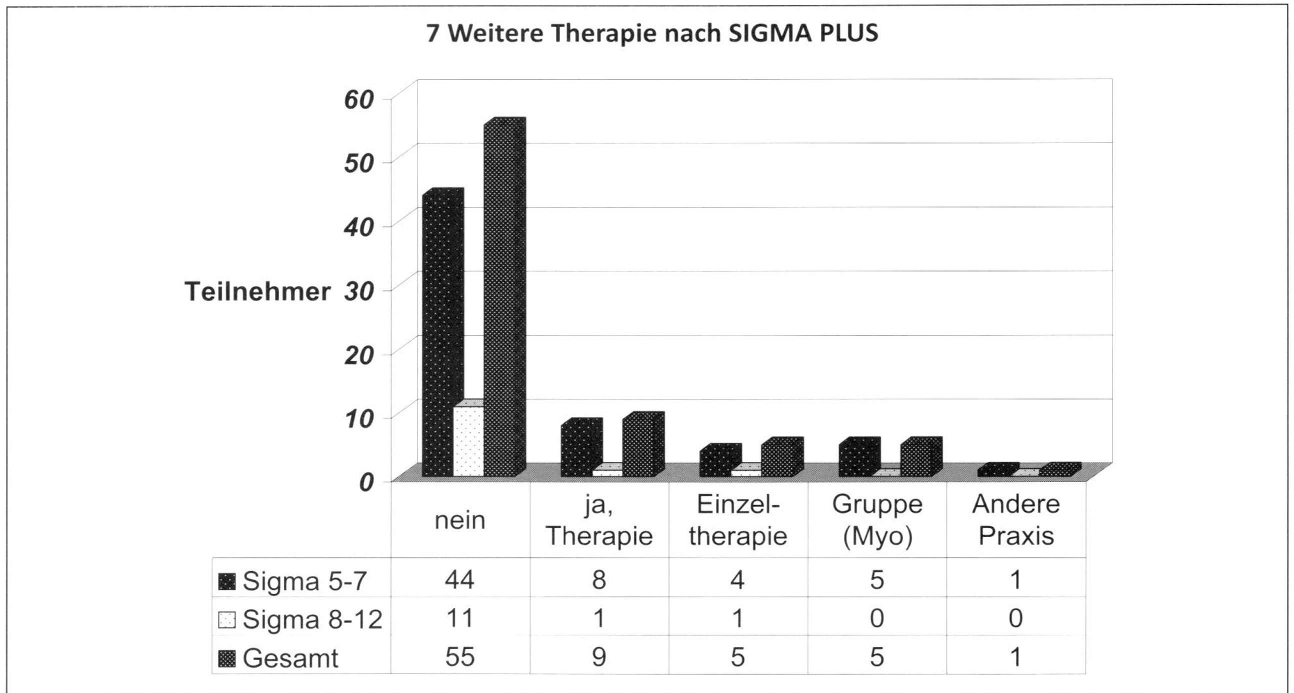

	nein	ja, Therapie	Einzel-therapie	Gruppe (Myo)	Andere Praxis
Sigma 5-7	44	8	4	5	1
Sigma 8-12	11	1	1	0	0
Gesamt	55	9	5	5	1

Abb. 33: Tabelle (7): Weitere Therapie nach der Gruppenbehandlung

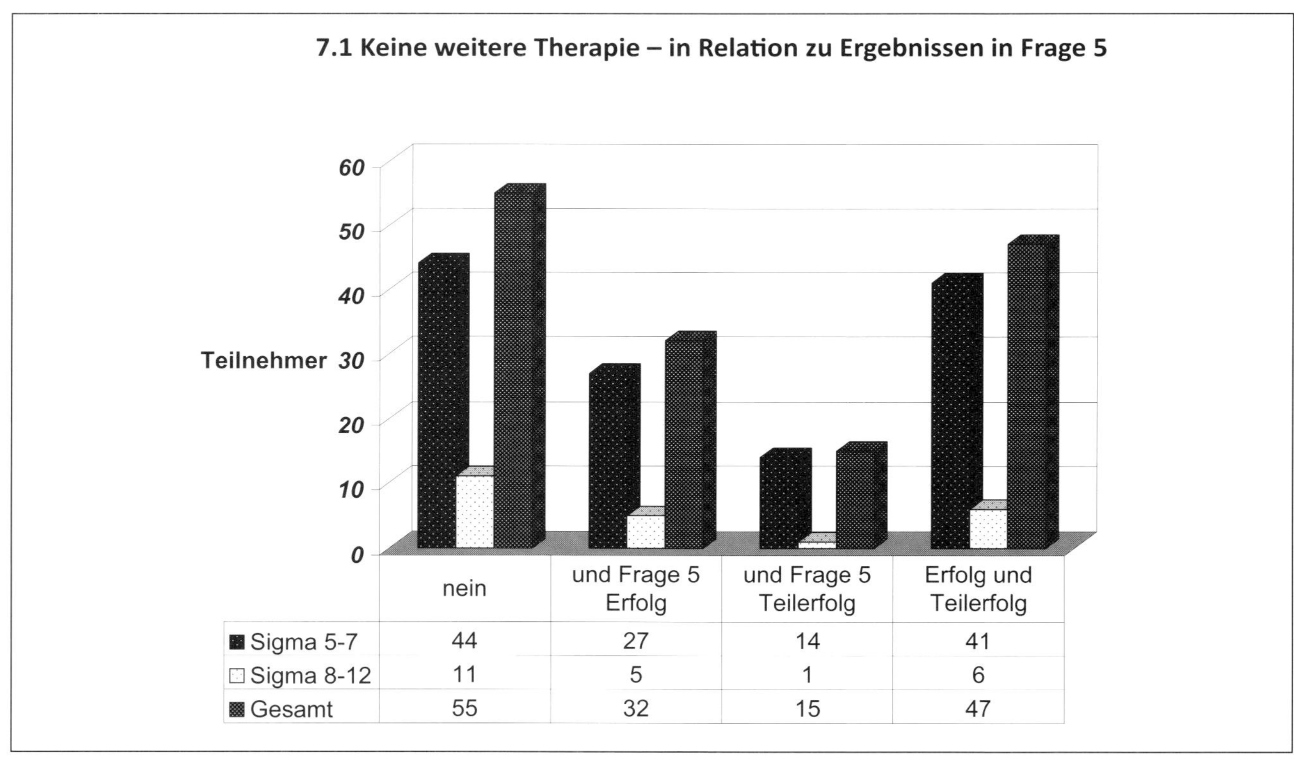

	nein	und Frage 5 Erfolg	und Frage 5 Teilerfolg	Erfolg und Teilerfolg
Sigma 5-7	44	27	14	41
Sigma 8-12	11	5	1	6
Gesamt	55	32	15	47

Abb. 34: Tabelle (7.1) Keine weitere Therapie in Relation zu den Ergebnissen in Frage 5

(Frage 8) Kieferorthopädische (KFO)-Behandlung

Die Erfahrung in der Behandlung von Sigmatismen zeigt, dass diese in hohem Maße mit begleitenden myofunktionellen Störungen und Zungenfehlhaltungen einhergehen. Deshalb wurde in der Befragung auch auf eine eventuell notwendige kieferorthopädische Behandlung eingegangen. Gefragt wurde, ob eine kieferorthopädische (KFO)-Behandlung erforderlich wurde und wenn ja, ob diese bereits vorher durchgeführt wurde, bzw. vor und nach der Sigmatismusbehandlung ausgeführt wurde oder erst nach der Therapie begonnen wurde.

Bei 62% aller Kinder war keine KFO-Behandlung erforderlich, allerdings benötigten 37% der Kinder eine KFO-Behandlung (8% bereits vor und nach der Sigmatismusbehandlung, 30% nach der Gruppenbehandlung des Sigmatismus).

Auffällig sind auch hier die großen Unterschiede zischen den jüngeren Gruppen der 5- bis 7-Jährigen (bei 67% keine KFO-Behandlung erforderlich, bei 33% KFO-Behandlung vor und nach bzw. nur nach der Sigmatismusbehandlung) und den älteren Gruppen der 8- bis 12- Jährigen (nur noch bei 46% keine KFO-Behandlung erforderlich, aber 54% der Kinder waren vor und nach bzw. nach der Sigmatismusgruppenbehandlung in KFO-Behandlung). Das stützt die Vermutung, dass Sigmatismen, die sich hartnäckig auch im Grundschulalter (8 bis 12 Jahre) halten, auch deshalb so resistent sind, weil eine begleitende myofunktionelle Komponente vorliegt, die außerdem negative Auswirkungen auf die Zahnstellung der Kinder hat. Was hier Ursache und was Wirkung ist, sei dahingestellt, da sich Zahnstellung und Zungenfunktion immer gegenseitig beeinflussen. Wichtig ist es hier, den Teufelskreis von falscher Zungenruhelage und falscher Zungenfunktion beim Schlucken und bei der Zischlautbildung möglichst frühzeitig und dauerhaft zu durchbrechen. Dies gelingt am besten mit Konzepten, die von den Kindern akzeptiert werden und positiv besetzt sind.

Wenn 52,9% der 8- bis 12-Jährigen neben der Sigmatismustherapie auch eine begleitende KFO-Behandlung benötigen, zeigt dies den engen Zusammenhang von Zungenfehlfunktion und Aussprache und lässt sich sicher nicht mit dem Satz abtun, man müsse dem Kind nur etwas mehr Zeit geben, dann würde sich das Problem von alleine beheben (Zitat einer Rückmeldung: „P. hat gelernt, wie es geht, laut Kinderarzt hätte sie es auch ohne Therapie geschafft, wenn man ihr einfach nur mehr Zeit gegeben hätte.").

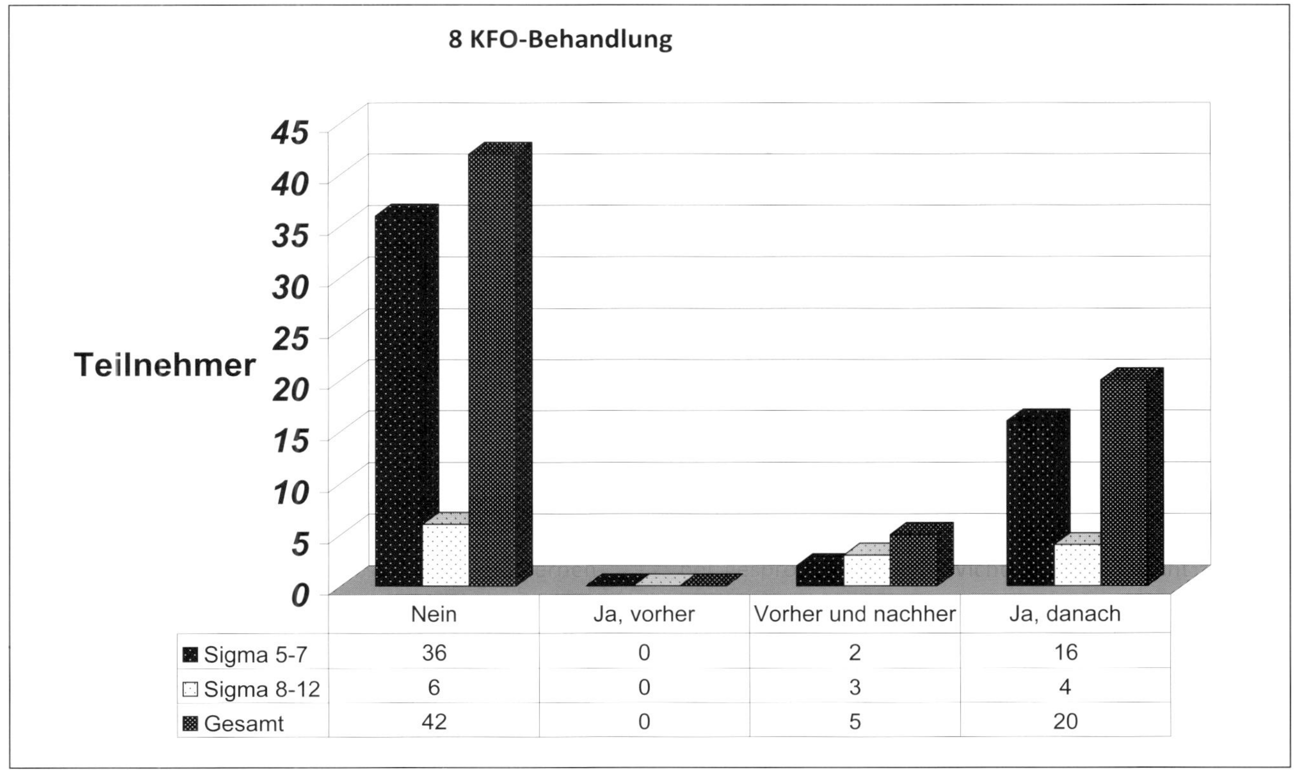

	Nein	Ja, vorher	Vorher und nachher	Ja, danach
Sigma 5-7	36	0	2	16
Sigma 8-12	6	0	3	4
Gesamt	42	0	5	20

Abb. 35: Tabelle (8): KFO-Behandlung

(Frage 9) Bewertung von Aussagen zur Gruppentherapie

Am Ende der Befragung sollten die Eltern insgesamt 11 Aussagen bewerten, indem sie ihnen durch Ankreuzen zustimmten.

Die Aussagen sind hier nach der Häufigkeit (in Prozent) der Zustimmung durch die Eltern (Gesamtgruppe) sortiert:

1.	82% (56 Eltern) meinten:	Die vorherige Kenntnis aller Gruppentermine hat uns die Planung unseres Alltags erleichtert.
2.	79% (54 Eltern) meinten:	Die Gruppentherapie hat meinem Kind Spaß gemacht.
3.	78% (53 Eltern) meinten:	Die Wartezeit auf die Gruppe war für uns OK.
4.	50% (34 Eltern) meinten:	Der Elternabend im Rahmen der Gruppentherapie war für uns sinnvoll.
5.	31% (21 Eltern) meinten:	Es war immer sehr schwierig, mein Kind zu den häuslichen Übungen anzuhalten.
6.	22% (15 Eltern) meinten:	Mein Kind hat in der Gruppe damals neben dem deutlichen Sprechen der /s/-Laute auch noch andere Dinge gelernt.
7.	15% (10 Eltern) meinten:	Der Elternabend war für uns nicht wichtig.
8.	10,3% (7 Kinder) meinten:	Es war schwierig, alle Gruppentermine einzuhalten.
9.	9% (6 Eltern) meinten:	Die Wartezeit auf die Gruppe war für uns eigentlich zu lang.
10.	7% (5 Eltern) meinten:	Ich hätte lieber Einzeltherapie wegen des Lispelns für mein Kind bekommen.
11.	4% (3 Eltern) meinten:	Die Gruppe war eigentlich nicht besonders förderlich für mein Kind.

Die Auswertung ergab, dass die ersten drei Aussagen alle bei fast 80% Zustimmung liegen. Ein Ergebnis war, dass gute Planung genauso wichtig ist wie der Spaß, den die Kinder dabei haben, und dass dann dafür auch lange Wartezeiten in Kauf genommen werden (die Kinder warten bei uns bis zu 6 Monate auf den Beginn einer Gruppentherapie). Lediglich die letzten drei Aussagen liegen unter 10% und treffen nur für Minderheiten zu (die Wartezeit ist zu lang, ich hätte lieber Einzeltherapie, die Gruppe war nicht förderlich).

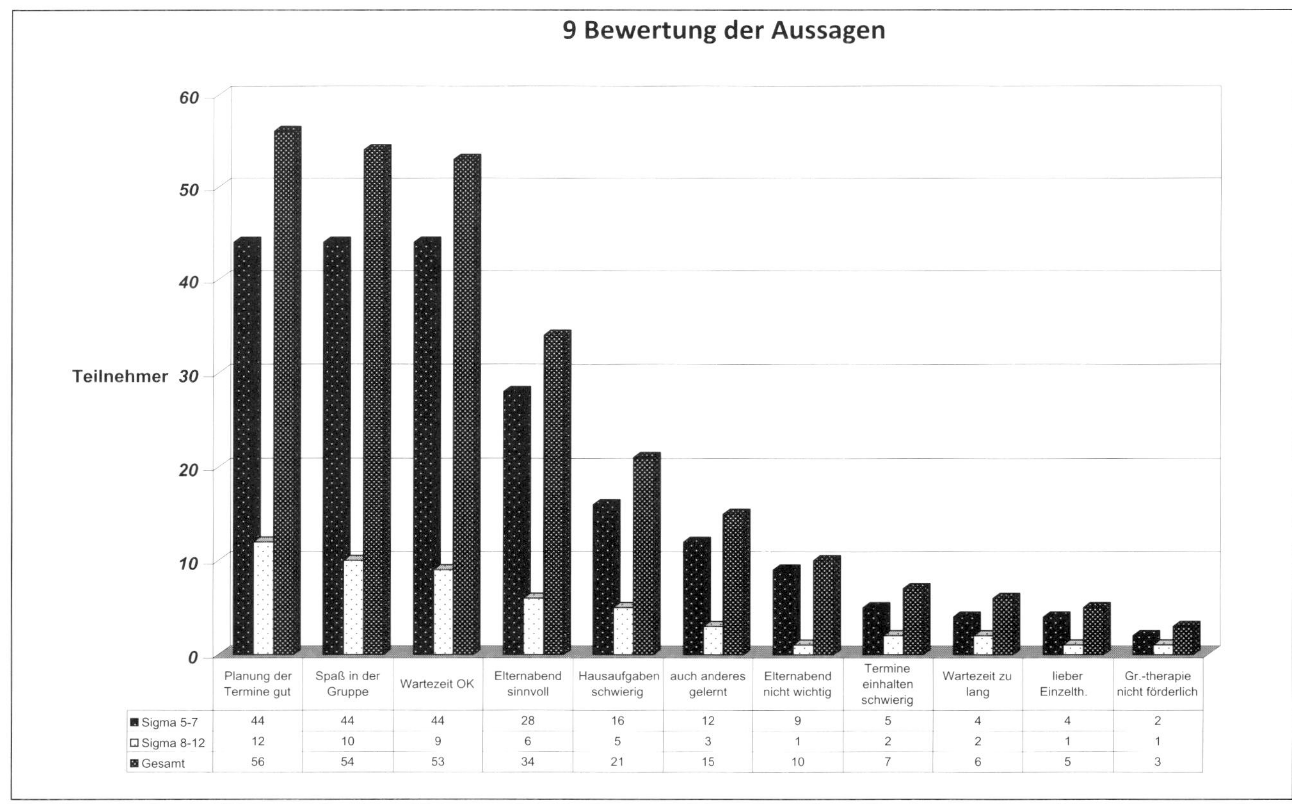

	Planung der Termine gut	Spaß in der Gruppe	Wartezeit OK	Elternabend sinnvoll	Hausaufgaben schwierig	auch anderes gelernt	Elternabend nicht wichtig	Termine einhalten schwierig	Wartezeit zu lang	lieber Einzelth.	Gr.-therapie nicht förderlich
Sigma 5-7	44	44	44	28	16	12	9	5	4	4	2
Sigma 8-12	12	10	9	6	5	3	1	2	2	1	1
Gesamt	56	54	53	34	21	15	10	7	6	5	3

Abb. 36: Tabelle (9): Bewertung der Aussagen

Neben der Bewertung durch vorgegebene Aussagen hatten die Eltern in der Umfrage auch noch die Möglichkeit, ihre persönlichen Beurteilungen und Kommentare abzugeben. Davon machten insgesamt 16 von 68 Eltern Gebrauch.

Frei formulierte Antworten der Eltern aus der Altersgruppe der 5- bis 7-Jährigen:

- Mein Sohn fühlte sich wohl bei ihnen, nette Umgebung und versierte Behandlung.
- Die gegenseitige Kontrolle in der Gruppe hat bei unserer Tochter bewirkt, dass sie regelmäßiger und mit mehr Spaß auch zu Hause geübt hat (im Gegensatz zur Einzeltherapie).
- Die Wartezeit vorher war OK, weil eine Doktorandin in der Zeit Einzeltherapie durchgeführt hat, die viel wichtiger war, dadurch war die Wartezeit genau richtig.
- Sehr gute Erfolge, kompetente Logopädin!
- Unser Kind hatte nur leichte Probleme mit dem /s/.
- Wir hätten lieber früher Rückmeldung gegeben, so viele Jahre dazwischen verwischt die Erinnerung (Therapie 2004, vor 5 Jahren).
- P. hat gelernt, wie es geht, laut Kinderarzt hätte sie das auch ohne Therapie geschafft, wenn man ihr einfach mehr Zeit gegeben hätte.
- Die Unterscheidung der /s/-Laute ist beim Erlernen der englischen Sprache von großem Nutzen.
- Seit einem ½ Jahr spricht I. wieder schlechter, vielleicht wegen einer Zahnfehlstellung?
- Das Üben in der Gruppe wurde durch unruhige Kinder erschwert.
- Mein Kind war das jüngste in der Gruppe und hat bei den Spielen häufig verloren. Das hat sie sehr traurig gemacht. Dabei sollte die Gruppe doch Spaß machen.
- Mein Sohn fand es schrecklich, den Kurs nur mit Mädchen zu machen.

Frei formulierte Antworten der Eltern aus der Altersgruppe der 8- bis 12-Jährigen:
- Die lange Wartezeit für unsere Tochter haben wir aufgrund der sehr positiven Erfahrungen mit unserem Sohn (vorherige Gruppenbehandlung) in Kauf genommen.
- Durch die Therapie hat unser Kind mehr und öfter gesprochen.
- Mein Kind hat die Aufgaben für die Gruppentherapie teilweise nicht ernst genommen, da sie ihm als 7-Klässler zu einfach waren (nicht der Inhalt, aber die Verpackung).
- Die Gruppe haben wir und unser Kind positiv empfunden, es war eine fröhliche Runde, in der gemeinschaftlich, ohne sichtbare Anstrengung (sehr positiv besetzt) gerne gelernt wurde. Unserem Kind hat es gut getan, zu wissen, dass auch andere Kinder betroffen waren. Die Gruppe hat viele positive Anreize zum Üben geschaffen.

Zusammenfassung der Ergebnisse aus der Patientenbefragung 2009:

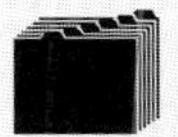

- Von 210 angeschriebenen ehemaligen Patienten antworteten 68 (32%).
- Die Gruppentherapie lag im Mittel 3;6 Jahre zurück.
- Bewertung: 61% guter Erfolg, 30% Teilerfolg, 7% kein Erfolg (direkt zum Abschluss der Therapie).
- Im Mittel schätzten die Eltern ihre Kinder heute als „gut" in der Aussprache der /s/-Laute ein.
- 85% der Befragten benötigten/hatten nach der Gruppenbehandlung SIGMA PLUS keine weitere logopädische Therapie mehr.
- Eine KFO-Behandlung nach der Sigmatismustherapie benötigten nur 33% der Kinder aus der jüngeren Gruppe (5- bis 7-Jährigen), aber 54% der älteren Gruppe (8- bis 12-Jährigen).
- Den Eltern waren besonders die Planbarkeit der Gruppentermine und der Spaß bei der Gruppentherapie in positiver Erinnerung geblieben.

4.6 Kosten und Nutzen der Gruppenprogramme

Da im Gesundheitswesen im Allgemeinen und in der Logopädie im Speziellen die finanziellen Ressourcen knapp sind, ist es von größtem Interesse, sie effizient einzusetzen. Da stellt sich natürlich bei der Durchführung von Gruppentherapie die Frage, ob dies nicht auch unter finanziellen Aspekten eine sehr kostengünstige Alternative zur Einzelbehandlung ist.

Rechnet man die Kosten für eine Gruppentherapie nach dem SIGMA PLUS-Modell durch, so kam man bei dem bis Juli 2009 bundesweit gültigen Satz der vdek-Kassen auf 304,13 € für alle 15 Einheiten (nach den neuen Tarifen im Jahr 2010 dann auf 246,51 €):

■	1 x Erstuntersuchung und	
	Befunderhebung:	51,58 €
	ab Januar 2010	58,- €
■	13 x Gruppensatz (17,13 €)	222,69 €
	ab Januar 2010 (12,- €)	156,- €
■	1 x Abschlussstunde à 45 Min.	29,86 €
	ab Januar 2010	32,10 €
Gesamtkosten:		**304,13 €**
ab Januar 2010		**246,51 €**

Die Kosten für das Gruppenkonzept beliefen sich also pro Patient auf ca. 300,- € (neu ab 2010 ca. 250,- €). Wie viel gibt man (die Krankenkasse) nun für eine vergleichbare Einzeltherapie aus? Was ist „vergleichbar“?

Für mich in der Praxis waren zunächst die parallel abgelaufenen Einzeltherapien vergleichbar. Sie wurden in der Zeit von 1992 bis 2001 immer dann durchgeführt, wenn es aus zeitlichen Gründen für die Patienten nicht möglich war, an der Gruppentherapie teilzunehmen. Somit war im Zeitabschnitt von 1992-2001 die Entscheidung, ob Gruppen- oder Einzeltherapie, nur von der zeitlichen Verfügbarkeit und nicht vom Schweregrad der Störung abhängig.

Insgesamt sind in der Berechnung dieser Einzeltherapien 152 Fälle berücksichtigt – mit einem Mittelwert von 15 Einzelbehandlungen, einer Voruntersuchung und einer Abschlusssitzung (Die Streuung der Ergebnisse liegt von mindestens 4 Sitzungen bis zu maximal 32 Sitzungen).

Rechnet man diese 15 plus 2 Sitzungen nach dem alten vdek-Satz aus, beliefen sich die Kosten für eine durchschnittliche Einzeltherapie bei Sigmatismus auf 529,34 € (Stand bis Juli 2009), nach dem neuen Tarif im Jahr 2010 auf 571,60 €.

■	1 x Erstuntersuchung und	
	Befunderhebung	51,58 €
	ab Januar 2010	58,00 €
■	15 x Einzeltherapie à 45 Min. (29,86 €)	447,90 €
	ab Januar 2010 (32,10 €)	481,50 €
■	1 x Abschlussstunde à 45 Min.	29,86 €
	ab Januar 2010	32,10 €
Gesamtkosten:		**529,34 €**
ab Januar 2010		**571,60 €**

In meiner Praxis kostete also die vergleichbare Einzeltherapie ca. 530,- €, sie war damit um den Faktor 1,7 teurer als die Behandlung in der Gruppe. Ab Januar 2010 erhöht sich der Unterschied noch einmal, bei einem Preis von ca. 570,- € für die Einzeltherapie ist sie damit um den Faktor 2,3 teurer als die Gruppentherapie.

Seit 2001 führe ich aus eben diesen Gründen keine Einzeltherapien bei einfachem Sigmatismus mehr durch, wenn die im letzten Kapitel genannten günstigen Bedingungen für die Gruppe gegeben sind. Daher liegen keine neueren Vergleichsdaten für eine Einzeltherapie bei Sigmatismus aus meiner Praxis mehr vor.

Maike Gumpert, eine ehemalige Mitarbeiterin meiner Praxis, hat im Rahmen des Studiengangs Therapiewissenschaft (M.Sc.) an der FH Fresenius in Idstein dieses Thema genauer beleuchtet und einen Kosten-Wirksamkeits-Vergleich in der Gegenüberstellung von Gruppentherapie und Einzeltherapie gerechnet (Gumpert, 2010).

Gumpert hat dabei die Gruppendaten der SIGMA PLUS-Gruppen von 1992-2007 (97 Gruppen, 548 Kinder) in Hamburg, den Einzeldaten von 53 Kindern in Einzeltherapie aus Niedersachsen und Hessen gegenübergestellt. Bei den Kindern der Altersgruppe 5 bis 7 Jahre bezog sie 398 Gruppenkinder und 36 einzelbehandelte Kinder mit ein, bei den Kindern der Altersgruppe 8 bis 12 Jahre lagen Daten von 150 Gruppenkindern und 17 einzelbehandelten Kindern vor.

Die Kinder in den Einzeltherapien wurden einmal wöchentlich für ca. 40 Minuten behandelt, Vor- und Nachbereitung der Therapeutin lagen dann noch einmal bei 15 Minuten. Die Gruppentherapien à 45 Minuten fanden wie in Kapitel 2 beschrieben einmal pro Woche statt, hinzu kamen 10-15 Minuten Elternanleitung plus ca. 30 Minuten Vor- und Nachbereitung. Beiden Therapieformen lag der Modellansatz von van Riper zugrunde. Die Anzahl der Behandlungen in der Einzeltherapie richtete sich nach den individuellen Fortschritten des Kindes. Die Kriterien zur Bewertung des Therapieerfolges waren dieselben wie in der Gruppentherapie (siehe Kapitel 3.2: Arbeitsweise in der Gruppe) Erfolg (3), Teilerfolg (2), kein Erfolg (1). In den Einzeltherapien wurden die Therapeutinnen nach 12 Therapiestunden gebeten, einzuschätzen, wie erfolgreich die Kinder zu diesem Zeitpunkt waren, wenn die Therapie noch nicht abgeschlossen war.

Gumpert stellte fest: „Während die Anzahl der Therapiestunden in der Gruppe mit 13 Einheiten, einer Einzeldiagnostik und Einzelabschlussuntersuchung festgelegt war, wurden bei der Einzeltherapie im Mittel 9,81 Therapieeinheiten durchgeführt. Bei 50% der Kinder wurden zehn und mehr Stunden benötigt, 97% brauchten mindestens 5 Stunden." (Gumpert, 2010)

Therapie	Erfolg (3)	Teilerfolg (2)	Kein Erfolg (1)
Einzel	60,4%	26,4%	13,2%
Gruppe	63,2%	28,8%	8,0%

Abb. 37: Vergleich der Wirksamkeit von Einzel- und Gruppentherapie in Prozent, aus Gumpert, 2010

Bei der Berechnung der Kosten bezog Gumpert einen Durchschnittswert der RVO Preise in Deutschland und den bundesweiten vdek-Preis zum aktuellen Stand März 2009 mit ein. Sie rechnete aufgrund der ermittelten Dauer in der Einzeltherapie einen durchschnittlichen Wert von 363,68 € pro Kind bis zum Erfolg bzw. für die ersten 12 Stunden aus. Den Durchschnittswert für die Gruppe errechnete sie auf derselben Grundlage (bundesweite Mittelung) auf 263,44 € pro Kind. Daraus ergibt sich eine durchschnittliche Kostendifferenz von 100,24 € pro Kind, wobei die Gruppentherapie um diesen Wert günstiger war.

Gumpert kommt in ihrer Arbeit zu dem Schluss, dass die Ergebnisse eine finanzielle Überlegenheit der Gruppentherapie gegenüber der Einzeltherapie bei vergleichbarer Wirksamkeit bestätigen. Weiterhin folgert sie, dass die Daten die in der Literatur (Broomfield, Dodd) bisher vorherrschende Meinung, ein Sigmatismus sei nicht erfolgreich vor dem achten Lebensjahr zu behandeln, sowohl in der Gruppen- als auch in der Einzeltherapie deutlich widerlegen. Sie betont: „Um eine Aussage über die Dauerhaftigkeit der Therapieerfolge machen zu können, fehlen jedoch die Langzeitstudien mit Kontrolle der Rückfallquoten bzw. die Erfolgsstabilität in Einzel- und Gruppentherapie". Hier können jetzt die Daten aus der Langzeitnachuntersuchung zur Effektivität der Gruppentherapie (Kapitel 4.5) Aufschluss geben. Eine vergleichbare Nachuntersuchung von Kindern aus Einzeltherapien steht dagegen noch aus.

Zusammenfassung Kosten – Wirksamkeit pro Patient:

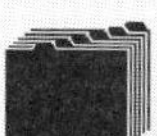

- Gruppentherapie ist kostengünstiger als Einzeltherapie
- Bei Grosstück: Gruppentherapie: 300,- € gegen Einzeltherapie 530,- €
- Bei Gumpert: Gruppentherapie: 260,- € gegen Einzeltherapie 360,- €
- Gruppentherapie ist durchschnittlich kürzer als Einzeltherapie
- Bei Grosstück: Gruppentherapie: 13 Therapieeinheiten, Einzeltherapie: 15 Therapieeinheiten
- Bei Gumpert: Gruppentherapie: 13 Therapieeinheiten, Einzeltherapie: 9,81 Therapieeinheiten, aber 50% brauchen mehr als 10 Therapieeinheiten

Die vorangegangene Betrachtung beleuchtete die Kosten der Krankenkasse für den einzelnen Patienten. Auf der anderen Seite steht natürlich auch die wirtschaftliche Betrachtung aus Sicht der Praxis. Wie hoch ist der Stundenumsatz in einer Praxis bei einer Einzeltherapie und wie hoch bei einer Gruppentherapie? Lohnt es sich finanziell überhaupt, Gruppen anzubieten?

Für eine Einzeltherapie von 45 Minuten Dauer erhielt eine logopädische Praxis (2001 bis 2009) bundesweit (vdek-Satz) 29,86 €. Ab 2010 sind es 32,10 €. Dieser Satz schließt die Vor- und Nachbereitung mit ein (45 Min. Therapie plus 10 Min. Vor- und Nachbereitung).

Für die Gruppenbehandlung bestehen zurzeit bundesweit sehr unterschiedliche Konditionen. Der vdek definierte die Gruppe bis Juli 2009 mit 60-90 Minuten für 2-4 Patienten zu je 17,13 €. Seit August 2009 sind es nur noch 45 Minuten plus 10 Minuten Vor- und Nachbereitung zu je 12,00 € für 3-5 Patienten (Rahmenempfehlungen). RVO Kassen haben sehr unterschiedliche Bedingungen für Gruppen (45 Min. Therapie plus 15 Min. Vor- und Nachbereitung laut Rahmenempfehlungen für 3-5 Patienten, oder auch 45 Min. für exakt 4 Patienten) bei Preisen von 11,25 € (Berlin) bis 18,00 € in Schleswig-Holstein. Gumpert errechnete hier in ihrer Studie einen durchschnittlichen Gruppenwert pro Patient von 13,21 € im Bundesdurchschnitt für RVO Kassen.

Stand: 2009	vdek alt (bis 30.07.2009 bundesweit)	vdek neu (ab 01.01.2010)	RVO (Bundesmittelwert)	Mittel aus vdek und RVO, alt	Mittel aus vdek und RVO, neu
Einzel	29,86 €	32,10 €	29,51 €	29,68 €	30,80 €
50-60 Minuten	(50 Min.)	(55 Min.)	(60 Min.)		
Gruppe, 5 Personen	17,13 € x 5 = 85,65 €	12,00 € x 5 = 60,00 €	13,21 € x 5 = 66,05 €	75,85 €	63,03 €
Zeit	(90 Min.)	(55 Min.)	(60 Min.)		
Gruppe pro 60 Min.	68,52 €	48,00 €	52,83 €	60,67 €	50,41 €
Faktor:					
Gruppe in 60 Min. zu Einzel in 60 Min.	2,2	1,5	1,8	2	1,6

Abb. 38: Stundenumsatz Vergleich Einzeltherapie – Gruppentherapie (5 Personen)

Dennoch lässt sich schnell ausrechnen, dass für eine Gruppentherapie mit 5 Patienten (im SIGMA PLUS-Programm sind 6 Patienten ideal, es ist dort mit eingeplant, dass immer mal einer fehlt) der Stundenumsatz deutlich über dem der Einzeltherapie liegt:

Die Tabelle (Abb. 38) zeigt klar, dass selbst bei einer Belegung der Gruppe mit nur fünf, anstatt der geplanten sechs Personen der Stundenumsatz im Mittel um den Faktor 1,6 (neuer Mittelwert vdek und RVO) höher liegt als in der Einzelbehandlung. Dies variiert allerdings sehr stark von Bundesland zu Bundesland, da die regionalen RVO-Tarife sehr unterschiedlich sind. Aus der Tabelle lässt sich auch klar ablesen, dass sich die finanziellen Bedingungen für Gruppentherapie beim vdek eklatant verschlechtert haben.

Was diese einfache Betrachtungsweise beim Vergleich der Stundenumsätze für Einzel- versus Gruppentherapie nicht berücksichtigt, ist die im Vergleich zur Einzelbehandlung wesentlich aufwendigere Organisation im Vorfeld der Gruppentherapie. Ist die Organisation von Gruppen in einer Praxis aber erst einmal Routine geworden, kann auch dabei Einzelaufwand eingespart werden. Wichtig ist jedoch die Bereitschaft, in Gruppen zu arbeiten. Hinzu kommen eine gute Fortbildung und Vorbereitung der Logopädinnen für die Gruppenbehandlung, denn die Anforderungen an die Therapeutin sind deutlich andere als in der Einzelsituation.

Zusammenfassung Kosten – Nutzen für die Praxis:

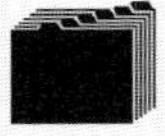

- Der Stundenumsatz für die Praxis liegt bei Gruppen (5 Teilnehmer) im Mittel um den Faktor 1,6 höher als bei der Einzeltherapie.
- Die Praxis hat einen höheren Aufwand in der Vorbereitung.
- Die Logopädin muss anders qualifiziert sein als für die Einzeltherapie.

5 Organisation

5.1 Gruppenorganisation – Vorbereitung

Nach der Entscheidung für Gruppentherapien muss man zunächst die geeigneten Patienten für die geplante Gruppenform zusammenstellen. Das bedeutet in der Regel, nach einer differenzierten Erstuntersuchung der Patienten eine gezielte Vorauswahl vorzunehmen.

Wie in Kapitel 3 erörtert wurde, gibt es günstige und ungünstige Voraussetzungen für die SIGMA PLUS-Gruppen. Diese gilt es schon in der Erstuntersuchung mit zu berücksichtigen, um geeignete Gruppen zusammenzustellen.

In der **Erstuntersuchung** muss Folgendes abgeklärt werden:

- Anamnese und Sprachdiagnostik/Ausschluss einer SSES
- Welche Form des Sigmatismus liegt vor: Sigmatismus addentalis, interdentalis oder lateralis?
- Liegen weitere Aussprachestörungen/Sprach- und Sprechstörungen vor, besteht zusätzlich ein Schetismus, Chitismus, liegt noch eine phonologische Störung vor?
- Störungen im Bereich Stimme, liegt eine kindliche Stimmstörung vor?
- Störungen im Bereich Schlucken/orofaziale Funktionen, liegt eine myofunktionelle Störung vor, gibt es kieferorthopädisch auffällige Befunde?
- Gibt es weitere Entwicklungsstörungen/Auffälligkeiten (ADHS)?
- Ist das Kind gruppenfähig? Hat das Kind Gruppenerfahrung?
- Wann kann das Kind zur Therapie kommen?
- Sind die Eltern mit einer Gruppentherapie einverstanden (nach Information über die Vorteile und das Konzept)?

In der Praxis muss eine **Gruppenwarteliste** geführt werden, in der geeignete Patienten „gesammelt" werden. Die Patienten/Eltern müssen über dieses Vorgehen informiert werden. Sie sollten nach der Erstuntersuchung einen Hinweis erhalten, wann es voraussichtlich losgeht, da sie sonst in andere Praxen abwandern, die ggf. einen früheren Termin für Einzeltherapie anbieten. Den Eltern ist es oft nicht klar, warum sie auf einen Gruppentermin warten sollen, wenn sie an anderer Stelle sofort eine Einzelbehandlung erhalten können. Die Kosten zahlen sie ja nicht selbst, sondern ihre Krankenkasse. Kostenbewusstsein ist also nicht vorhanden (bis auf Selbstzahler/Privatpatienten). Und in der allgemeinen Auffassung herrscht eher die Meinung, dass eine Einzelbetreuung doch besser sein muss als eine Versorgung in einer Gruppe. Dies widerlegen die Ergebnisse und Erfahrungen mit unseren Gruppen, es muss aber den Eltern vorab erst einmal vermittelt werden (die Gruppe motiviert die Kinder mehr, die Gruppe ist schneller und damit planbarer). Durch die Aussage einer Mutter aus der Nachuntersuchung zur Effektivität des Gruppenprogramms aus 2009 wird dies eindrucksvoll bestätigt: „Die lange Wartezeit haben wir aber aufgrund der sehr positiven Erfahrung mit unserem Sohn (für die Behandlung unserer Tochter) in Kauf genommen."

Wichtig ist dann eine **schriftliche Einladung zur Gruppentherapie**. In dieser Einladung müssen alle Gruppentermine, der Termin des Elternabends, der Hinweis auf dessen Verbindlichkeit und die Absagemodalitäten genannt werden, um spätere Missverständnisse und Ärger auf beiden Seiten auszuschließen. Für die weitere Planung sollte unbedingt auch eine Frist für die Rückmeldung genannt werden. Nach diesem Rückmeldetermin können noch eventuelle **Nachrücker** für die Gruppe berücksichtigt werden.

Dann muss die **Zusammenstellung der Gruppe**/besser der Gruppen gezielt geplant werden. Ideal ist es, wenn man zeitgleich (in der gleichen Woche) zwei Gruppen mit unterschiedlichen Terminangeboten starten lässt. Dann haben die Patienten die Möglichkeit, die Wochentage und die Uhrzeit auszuwählen. Bei der Zusammenstellung der Gruppen sollte man aber das Geschlechterverhältnis und das Alter der Kinder im Blick behalten. Starten zwei Gruppen gleichzeitig, besteht die Möglichkeit, den Elternabend für beide Gruppen zeitgleich ablaufen zu lassen (sofern der Raum groß genug ist). Außerdem können die Kinder dann gegebenenfalls auch mal die Gruppe wechseln, wenn sie einen Termin absagen müssen (Arztbesuch usw.).

Zusammenfassung Vorbereitung Gruppenorganisation:

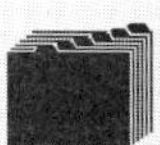

- Erstuntersuchung, gezielte Vorauswahl
- Führen einer Gruppenwarteliste
- Schriftliche Einladung zur Gruppentherapie
- Vorab: Mitteilung aller Gruppentermine, Elternabend, Absagemodalitäten
- Bei Absagen, Nachrücker einladen
- Zusammenstellung der Gruppe(n)

5.2 Vorauswahl für die Gruppen

Wie in Kapitel 3 beschrieben, sind bei der Auswahl und Zusammenstellung der Gruppen folgende Kriterien zu beachten:

Es sollten möglichst nur addentale und interdentale Sigmatismen in die SIGMA PLUS-Gruppen aufgenommen werden. Außerdem sollten keine Kinder mit ADHS Problematik oder mit Wahrnehmungsstörungen für die Gruppe ausgewählt werden. Eine Mutter meldete in der Nachuntersuchung explizit zurück: „Das Üben in der Gruppe wurde durch unruhige Kinder erschwert." Ein Geschlechterverhältnis von fünf Jungen und einem Mädchen ist, wenn möglich, zu vermeiden, dann lieber nur eine Gruppe aus fünf Jungen ohne Mädchen bilden. Auch fünf Mädchen und ein Junge sind ungünstig: „Mein Sohn fand es schrecklich, den Kursus nur mit Mädchen machen zu müssen.", schrieb eine Mutter in der Nachuntersuchungsumfrage. Besser sind aber ausgeglichen gemischte Gruppen oder reine Mädchengruppen. In der Voruntersuchung sollte das Kind ein isoliertes /s/ bilden können. Es muss nicht perfekt sein, aber eben isoliert kurz produzierbar sein, denn eine starke myofunktionelle Komponente in Form einer myofunktionellen Störung oder ein addentales oder interdentales Schluckmuster kann nicht ausreichend in der SIGMA PLUS-Gruppe behandelt werden und sollte daher vor Beginn der Sigmatismusgruppe behandelt werden. Immerhin zeigt die Nachuntersuchung, dass über 30% aller Teilnehmer der Sigmatismusgruppen später noch eine kieferorthopädische Versorgung benötigten.

5.3 Terminierung der Gruppentermine

Gruppentermine sollten grundsätzlich nachmittags angeboten werden, da hier die größte Wahrscheinlichkeit besteht, dass Gruppen zusammenkommen und starten können. Erfahrungsgemäß sind in Praxen besonders die 16.00 Uhr und 17.00 Uhr Termine am Nachmittag stark nachgefragt, sodass ein Gruppenangebot zu dieser Uhrzeit vielen Eltern entgegenkommt. Die Gruppentermine nie in die Schulferien legen! Auch wenn es sich bei den 5- bis 7-jährigen Kindern noch um Vorschulkinder handelt, haben viele Kinder ältere Geschwister und sind somit an die Schulferien gebunden. Dies muss natürlich auch in der Ferienplanung der Therapeuten mit berücksichtigt werden. Ideal ist es – wie erwähnt -, wenn mehrere Gruppen parallel angeboten werden können (Vorteile: Auswahl für die Patienten, Wechsel bei Verhinderung, gemeinsame Elternabende möglich).

Der Elternabend muss rechtzeitig angekündigt werden (schriftlich und mündlich) und es muss auf seine Verbindlichkeit (im Gegensatz zu „Schulelternabenden") hingewiesen werden. Ideal ist es auch, wenn bei Verhinderung der Logopädin (z.B. Krankheit) eine Vertretung in der Praxis organisiert werden kann, da der Ausfall einer Gruppenstunde die gesamte Ablaufplanung von gleich 4-6 Kindern durcheinanderbringt. Wegen des festgelegten Gruppenkonzeptes können diese Stunden leichter von einer Kollegin übernommen werden als eine Einzeltherapie. Die über 80%ige Zustimmung der Eltern zu der Aussage „die vorherige Kenntnis aller Gruppentermine hat uns die Planung unseres Alltags erleichtert", zeigt, wie wichtig diese Planbarkeit auch für die Patienten ist.

Zusammenfassung Gruppenauswahl:

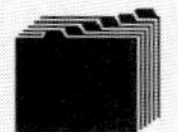

- Möglichst addentale oder interdentale Sigmatismen (keine lateralen Sigmatismen)
- Keine Kinder mit ADHS Problematik
- Geschlechterverhältnis von fünf zu eins vermeiden
- In der Voruntersuchung die isolierte Bildung des /s/ testen
- Starke myofunktionelle Störungen und addentale/interdentale Schluckmuster vor Gruppenbeginn behandeln

Zusammenfassung Terminierung:

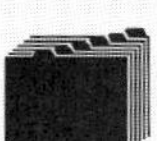

- Gruppentermine nachmittags anbieten
- Gruppentermine nie in die Schulferien legen
- Ideal: mehrere Gruppen parallel laufen lassen
- Elternabende rechtzeitig schriftlich und mündlich ankündigen
- Ggf. Vertretung für die behandelnde Logopädin organisieren

5.4 Gruppenorganisation – Nachbereitung

Nach Beendigung der Gruppentherapie sollten folgende Punkte regelmäßig berücksichtigt werden. Es sind sämtliche Rückmeldungen der Eltern zu erfassen. Dies geschieht zum einen mündlich im Abschlussgespräch, kann aber auch schriftlich in einem Rückmeldebogen erfasst werden. Außerdem können die Erfahrungen und Bedürfnisse der Eltern in regelmäßig stattfindenden Patientenbefragungen erfasst werden, parallel zu den Erfahrungen und Bedürfniserfassungen der Eltern von Kindern in der Einzeltherapie. Verbesserungsvorschläge der Eltern, der Kinder, aber auch der Kollegen im therapeutischen Team sollte man gleich in die Planung der nächsten Gruppen mit einfließen lassen. Es empfiehlt sich, zur Stärkung der therapeutischen Selbsteinschätzung kontinuierlich die Erfolge der Gruppen festzuhalten und statistisch aufzuarbeiten. Spätere Kontrolltermine für die Kinder mit Teilerfolgen sollten gleich im Praxisalltag mit eingeplant werden. Im Vorfeld muss geklärt werden, wer wen anruft: Meldet sich die Therapeutin beim Patienten und bietet einen Kontrolltermin an, oder sollen sich die Eltern selbst in der Praxis melden und nach einem Termin fragen, oder legt man diesen Termin schon ein halbes Jahr im Voraus fest?

Zusammenfassung Nachbereitung:

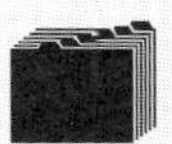

- Rückmeldungen der Eltern erfassen
- Verbesserungsvorschläge in die nächste Planung mit einfließen lassen
- Statistische Messung der Gruppenerfolge
- Kontrolluntersuchungen einplanen

5.5 Raumausstattung

Um Gruppentherapie für Kinder anzubieten, benötigt man entsprechende Räumlichkeiten. In der Regel reichen aber die Raumanforderungen der gesetzlichen Krankenkassen zur Zulassung einer logopädischen Praxis nach § 124 SGB V (Zulassungsempfehlungen) aus, um sie durchzuführen. Man braucht einen mindestens 20 qm großen Raum mit kindgerechten Möbeln in ausreichender Menge. Für die Vorschulkindergruppe benötigt man einen großen Tisch oder besser zwei gleich große mittlere Tische, die man aneinander schiebt, sechs Kinderstühle/Hocker in geeigneter Höhe und einen ebenfalls kleinen Stuhl/Hocker für die Logopädin. Arbeitet man in der Gruppe auch mit Schulkindern, müssen die Möbel höher sein.

Für den Elternabend sollten erwachsenengerechte Stühle in ausreichender Menge zur Verfügung stehen, idealerweise auch ein Beamer und Laptop oder ein Flipchart und ggf. ein Overheadprojektor.

Außerdem benötigt man neben einem geeigneten Gruppentherapieraum ein ausreichend großes Wartezimmer für die Mütter und die meist auch noch mit wartenden Geschwisterkinder.

In den Therapien ist dann auf eine ausreichende Anzahl Artikulationsspiegel (für jedes Kind), Teller, Stifte, Scheren, Bastelmaterial, Spiel- und Übungsmaterialien und Hausaufgabenblätter zu achten. Man sollte jeweils einen Gruppensatz für sechs Kinder zusammenstellen.

Zusammenfassung Raumausstattung:

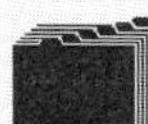

- Raumgröße mindestens 20 qm
- Tisch und Stühle für 4 bis 6 Kinder plus Therapeut (in kindgerechter Höhe, je nach Alter)
- Raum für den Elternabend mit genügend Stühlen, Beamer/Flipchart
- Ausreichender Warteraum für Mütter (Geschwisterkinder)
- Genügend AK-Spiegel, Teller, Stifte, Hausaufgabenblätter, ... (Material im Gruppensatz)

5.6 Kosten für die Therapie

Logopädische Gruppentherapie ist im Rahmen der gesetzlichen Krankenkassen als Kassenleistung definiert. Dabei benennen die gesetzlichen Krankenkassen die therapeutische Leistung in der am Patienten erbrachten Zeit (laut Rahmenempfehlung 45 oder 90 Min. für Gruppen) plus einer festgelegten Zeit für Vor- und Nachbereitung (laut Rahmenempfehlung 15 Min.). Außerdem enthalten sind die Kosten für den Materialaufwand in der Therapiestunde.

In den SIGMA PLUS-Stunden entstehen jedoch weitere Kosten, die durch diesen Rahmen nicht abgedeckt werden. Die Eltern erhalten zum Elternabend ein Begleitskript, um die Therapie zu Hause besser unterstützen zu können. Die Kinder bekommen pro Stunde umfangreiches Material (Kopien, Spiele), um die Übungen zu Hause zu festigen und weiterzuführen. Dies ist in dem geleisteten Umfang nicht von den Kassen berücksichtigt und als Kassenleistung definiert.

Zwar darf man von Kassenpatienten kein zusätzliches Honorar für die Kassenleistung fordern, für zusätzliche Leistungen außerhalb der Kassenleistung gilt dies jedoch nicht. Es ist jedoch wichtig, die Eltern vor Beginn der Therapie darauf hinzuweisen, dass das SIGMA PLUS-Konzept mit zusätzlichem kostenpflichtigem Material arbeitet.

Setzt man dieses Material nicht ein, können die häuslichen Arbeiten nicht in erforderlichem Umfang durchgeführt werden, um in der Gruppenzeit von 12 Therapiestunden zum Erfolg zu kommen. Eltern sind in der Regel gerne bereit, Spiel und Lernmaterial für ihre Kinder anzuschaffen, wenn es zum Erfolg führt.

Zusammenfassung Kosten:

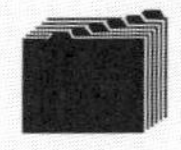

- Gruppentherapie – Kassenleistung:
  - Therapeutische Leistung
  - Materialverbrauch in der Stunde
- Gruppentherapie – Zusätzliche Kosten
  - Materialkosten für häusliches Übungsmaterial und Elternbegleitskript

5.7 Gruppenabrechnung – Honorare

Die Zusammenstellung der SIGMA PLUS-Gruppen erfolgt in erster Linie nach den Indikationen und den Zeitwünschen der Patienten. Dabei ergibt sich jedoch das Problem, dass die Patienten in der Regel ganz unterschiedliche Krankenversicherungen haben. Patienten, die in den Ersatzkassen versichert sind (vdek-Kassen: z.B. TK, DAK, Barmer, ...), unterliegen bei der Leistungserbringung z.T. anderen Bedingungen in Bezug auf Therapiedauer oder Anzahl der Personen in der Gruppe als Patienten aus den sogenannten RVO- oder Primär-Kassen (z.B. AOK, IKK, BKK, ...). Ganz andere Bedingungen gelten für privat versicherte Patienten (je nach Privat-Vertrag sehr unterschiedlich, in der Regel an den Beihilfe-Modalitäten für Beamte orientiert). Die Bedingungen für RVO Primär-Kassen sind in jedem Bundesland in Deutschland verschieden, z.T. gibt es innerhalb eines Bundeslandes auch noch verschiedene Primär-Tarife: z.B. in allen östlichen Bundesländern die Aufsplittung in Tarife der AOK, der BKK, der IKK und zum Teil der Knappschaft. Der vdek-Tarif gilt bundesweit. In der folgenden Tabelle sind die unterschiedlichen Bedingungen für die verschiedenen Bundesländer aufgelistet.

Stand 2009, August	Zeit	Personen	Vergütung	Besonderheit
vdek alt (bis Juli 09)	60-90 Min.	2 bis 4	17,13 €	
vdek neu (ab August 09)	45 Min. plus 10 Min. Vorb.	3 bis 5	12,00 €	
Beihilfe				
Kind	30 Min.	k.A.	14,90 €	
Erwachsene	45 Min.	k.A.	17,40 €	
RVO:				
Hessen	mind. 45 Min. inkl. 15 Min. Vorb.	k.A.	28,93 €	
	mind. 30 Min. inkl. 10 Min. Vorb.	k.A.	19,27 €	
Schleswig-Holstein	45 Min.	3 bis 5	18,82 €	
Hamburg	45 Min. plus 15 Min. Vorb.	3 bis 5	17,90 €	
Rheinland-Pfalz	45 Min.	3 bis 5	15,76 €	
Niedersachsen	45 Min.	3 oder 4	16,42 €	bei 3 Personen
			14,07 €	bei 4 Personen
Westfalen-Lippe	mind. 45 Min.	bis max. 4	14,00 €	
Saarland	45 min. plus 10 Min. Vorb.	3 bis 5	12,44 €	
Bremen	45 Min.	3 bis 5	12,25 €	
Baden-Württemberg	45 Min.	max. 5	11,40 €	
Bayern	45 Min.	3 bis 5	11,25 €	
Berlin	45 Min. plus 15 Min. Vorb.	max. 4	11,25 €	
AOK Ost	45 Min.	3 bis 5	11,13 €	
Nordrhein	45 Min.	3 bis 5	11,11 €	
IKK OST	45 Min.	3 bis 5	10,88 €	

Abb. 39: Gruppenabrechnungsmodalitäten der verschiedenen Kassensysteme in 2009 (August)

Daraus ergibt sich eigentlich, dass man die Gruppen nach Kassentarifen zusammenstellen müsste, um tarifgerechte einheitliche Bedingungen zu gewährleisten. Dies ist in der Praxis schlichtweg nicht möglich. Dann würde man nie zu einem geeigneten Zeitpunkt gleichaltrige Kinder mit gleichem Störungsbild zu einer Gruppe zusammenstellen können. Aus diesem Grunde müssen die unterschiedlichen Kassenmodalitäten mit einem vergleichbaren Modus abgedeckt werden, um zum jetzigen Zeitpunkt Gruppen überhaupt anbieten zu können.

Das SIGMA PLUS-Konzept wird allen Kassenmodi irgendwo gerecht, stimmt allerdings auch nicht immer überall.

- 45 Minuten am Kind (45 Min.: vdek, RVO, Beihilfe), dann Elternberatung 10 bis 15 Minuten danach Vor- und Nachbereitung bis zu 30 Minuten (15 Min. in: RVO, 10 Min. in: vdek)
- 4-6 Kinder pro Gruppe (3-5 Kinder in Rahmenempfehlungen)

Dies gilt nicht nur für SIGMA PLUS-Gruppen, sondern grundsätzlich für Gruppentherapie in der Logopädie. Eine Vereinheitlichung in diesem Bereich wäre absolut wünschenswert. Noch besser als die bisherige Praxis der stundenmäßigen Einzelabrechnung wäre allerdings die Abrechnung eines gesamten Gruppenpaketes, in Form eines Kurses oder einer Fallpauschale. Denn zurzeit gibt es jedes Mal erhebliche Probleme, wenn Eltern Gruppenstunden in Rechnung gestellt werden müssen, weil sie sich nicht an die Absageregelung für kurzfristige Ausfälle halten. Sie sehen nicht ein, Stunden zu bezahlen, die ihre Kinder nicht wahrgenommen haben, in denen die anderen Kinder jedoch anwesend waren. Sie gehen davon aus, dass dies im Rahmen des Kurses sowieso bezahlt würde. Dies ist aber nicht so, da die Kassen bei ihren Gruppentarifen auf Einzelabrechnung bestehen. Wobei einzelne ausgefallene Gruppenstunden nicht einfach als Einzelstunde nachgeholt werden können, wenn der Arzt Gruppe verordnet hat.

Eine Pauschale wäre auch für die Verordnung besser, denn der Arzt müsste nur eine Verordnung für die gesamte Gruppentherapie ausstellen. Zurzeit benötigt man für die 14 Gruppenstunden zwei Verordnungen, da mehr als 10 Stunden benötigt werden, aber nur maximal 10 Therapiestunden auf einer Erstverordnung bzw. Verordnung für Kinder stehen dürfen. So kann es passieren, dass die Kinder in laufenden Gruppenbehandlungen nicht rechtzeitig ein Folgerezept vorlegen, weil z.B. der Arzt im Urlaub ist. Auch sind zwei Berichte pro Kind anzufertigen, was therapeutisch keinen Sinn macht. All dieses wäre mit einer Gruppenpauschale nicht erforderlich und würde für Patient, Arzt, Krankenkasse und Therapeut den Verwaltungsaufwand für Gruppentherapie sinnvoll reduzieren.

Zusammenfassung Gruppenabrechnung – Honorare:

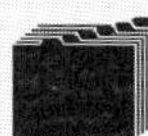

- Es gibt in Deutschland mindestens drei verschiedene Abrechnungsmodalitäten in jedem Bundesland
- Diese Modalitäten stimmen selten überein und erschweren abrechnungstechnisch die Gruppenbildung
- Die Gruppenbildung muss sich am Kind und seinen Möglichkeiten orientieren, die Gruppenbedingungen (Abrechnungsmodalitäten) müssen dem pragmatisch angepasst werden
- Die Einführung von Gruppenpauschalen wäre wünschenswert

5.8 Selbstzahler-Kurse

Das Gruppenkonzept SIGMA PLUS ist aufgrund seiner klaren Struktur und der evaluierten Ergebnisse geeignet, auch als Selbstzahlerleistung angeboten zu werden. Selbstzahler sind neben den Privatpatienten alle Patienten, die die Behandlung ganz aus eigener Kasse bezahlen. Dies kann unterschiedliche Gründe haben: Z.T. verweigern Privatkassen den Privatpatienten eine weitere Kostenübernahme, wenn der Patient ein gewisses Limit im Bereich Heilmittel überschritten hat, z.T. lehnen medizinische Dienste der Kassen die Sigmatismusbehandlungen ab, wenn das Kind z.B. schon 2-3 Jahre wegen einer Sprachentwicklungsstörung in Behandlung war. Es gibt jedoch auch Patienten, die keine weitere Verordnung vom Kinderarzt oder HNO-Arzt mehr bekommen. Die Gründe dafür sind vielfältig, liegen meist im Bereich der Budgets, und sollen hier nicht weiter diskutiert werden.

Als Selbstzahler-Kurse außerhalb des Bereichs der Heilmittel sind die SIGMA PLUS-Kurse natürlich auch geeignet. Sie unterliegen nur steuerrechtlich anderen Modalitäten. Dies muss beim Angebot in Heilmittelpraxen beachtet werden.

SIGMA PLUS als Paket für Selbstzahler:

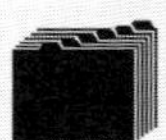

- 12 x Gruppenstunden,
  1 x Elternseminar,
  1 x Abschlusseinzeluntersuchung,
  inkl. Materialkosten
- Komplettpreis zahlbar zu Beginn der Behandlung
- Kunden dieser Selbstzahlerleistung sind:
  - (Kassen)-Patienten, denen der Arzt nichts mehr verordnet
  - Privatpatienten, bei denen die Kasse keine Logopädie mehr erstattet, weil sie ihr „Limit“ erreicht haben
  - Patienten, denen es zu umständlich ist, schon wieder beim Arzt zu „betteln“ und die gute Aussprache als sinnvolle Investition in die Zukunft betrachten

6 Andere Gruppenkonzepte

Wie aus den Ergebnissen und Erfahrungen mit dem SIGMA PLUS-Gruppenkonzept hervorgeht, ist das Programm nicht immer oder nicht immer sofort für alle Kinder geeignet, die einen Sigmatismus aufweisen. Daher besteht in der Praxis die Notwendigkeit, neben der Gruppentherapie für den reinen Sigmatismus, auch noch Behandlungsangebote für myofunktionelle Störungen und für Schetismus zu machen. Da beide Störungsbilder fast ebenso häufig wie der Sigmatismus vorkommen, bot es sich an, auch für sie Gruppenangebote zu etablieren.

So entstand 1999 das Konzept zur Behandlung myofunktioneller Störungen in einer Gruppe nach dem Ansatz von Garliner/Kittel bei Kindern im Grundschulalter (8 bis 12 Jahre) und für Jugendliche (13 bis 16 Jahre). Parallel wurde dasselbe Konzept für Vorschulkinder angeboten. Bei Kindern im Grundschulalter und bei Jugendlichen hat sich dieser Ansatz bewährt. Stefanie Bühling und Beate von Kirchbach entwickelten daraus das MyoTeam (Bühling, von Kirchbach, 2008). Für Kinder im Vorschulalter war dieser Ansatz weniger erfolgreich. Die Kinder hatten zwar viel Spaß während der laufenden Therapie, die erzielten mundmotorischen Veränderungen waren jedoch nicht dauerhaft, das Schluckverhalten änderte sich nicht. Daher wurde das Konzept Myo Junior (5 bis 7 Jahre) wieder aufgegeben.

Da aber auch für Kinder im Vorschulalter (5 bis 7 Jahre) ein hoher Bedarf an mundmotorischem Training zur Überwindung myofunktioneller Störungen mit addentalem oder interdentalem Schlucken bestand, wurde eine neue Form der Therapie gesucht und in einem praxiseigenen Gruppenansatz auf der Basis von B. Padovan/P. Schuster dann auch 2008 mit den MuMo-Gruppen von Ilka Tralle/Karen Grosstück gefunden.

Zur Behandlung des Schetismus wurde 2004 die erste Gruppentherapie von Grosstück angeboten. Die Sch-Gruppen gehen den Sigmatismus-Gruppen in der Regel voraus und laufen nach einem vergleichbaren Raster ab.

6.1 MyoTeam

Das Gruppenkonzept MyoTeam nach Bühling und von Kirchbach (2008) ist ein Behandlungskonzept auf der Basis von Garliner und Kittel mit Übungen zur Behandlung der myofunktionellen Störung bei Kindern ab einem Alter von 8 Jahren. Die Übungen können einzeln, aber eben auch in Gruppen angeboten werden. In einer Gruppe sind 4 bis 6 Teilnehmer (ideal ist eine Gruppengröße von 5 Teilnehmern).
In der Gruppe läuft die Behandlung in drei Phasen ab. Im ersten Therapieintervall (1 Monat, 4-5 Therapiesitzungen je 45 Min./einmal pro Woche) geht es im Wesentlichen um die Verbesserung der motorischen und sensiblen Anteile der orofazialen Funktionen. Nach einem weiteren Monat Eigenübungsprogramm folgt das zweite Therapieintervall (1 Monat, 4-5 Therapiesitzungen) zur Korrektur der Schluckfunktionen. Darauf folgt noch einmal ein Monat mit Eigenübungen. Der dritte Teil dient der Festigung der neuen Schluckfunktion (3-4 Therapiesitzungen). Nach ca. einem halben Jahr sind dann mit 12 bis 14 Gruppentherapieeinheiten plus begleitendem Elternseminar und Abschlusssitzung alle Grundlagen gelegt, um die Schluckfunktionen dauerhaft zu korrigieren. Eine weitere regelmäßige Erfolgskontrolle erfolgt über 1 bis 2 Jahre nach Abschluss der Behandlung, oft in Abstimmung mit begleitend behandelnden Kieferorthopäden. Zum Teil schließt sich an ein erfolgreich beendetes MyoTeam dann die SIGMA PLUS-Gruppe an, wenn der Sigmatismus noch besteht.

In der Zeit von August 2003 bis Januar 2009 sind in der Praxis Grosstück 16 Gruppenbehandlungen mit 8- bis 12-jährigen und 5 Gruppen mit 13- bis 18-jährigen Kindern und Jugendlichen durchgeführt worden. Insgesamt wurden in diesem Zeitraum 103 Gruppenteilnehmer mit dem MyoTeam-Konzept behandelt: 79 Kinder (8-12 J.), 24 Jugendliche (13-18 J.), davon 56 Jungen, 47 Mädchen. Die Gruppen vor 2004 sind nicht alle statistisch erfasst. Die Nachfrage, insbesondere von Kindern, die von Kieferorthopäden geschickt werden, ist konstant hoch, sodass fast immer 2-3 Gruppen parallel angeboten werden können.

6.2 MuMo-Gruppen

Um auch Kinder im Vorschulalter gut auf die SIGMA PLUS-Gruppen vorzubereiten und in Gruppen behandeln zu können, wurde 2007/2008 das MuMo-Gruppenprogramm entwickelt (I. Tralle, K. Grosstück). Inhaltlich basiert es auf den mundmotorischen Übungen von B. Padovan, zusammengestellt von Petra Schuster (Schuster, 2006). Diese Übungen wurden dann in dem bewährten Gruppensetting der Praxis angeboten. Dazu gehören 12 Gruppensitzungen einmal wöchentlich à 45 Minuten für die Kindergruppe (4-6 Kinder von 5 bis 7 Jahren) plus Elternanleitung, ein Elternabend, ein regelmäßiges häusliches Übungsprogramm und zusätzliches Übungsmaterial. Eine Abschlusseinzeluntersuchung beendet die Gruppenbehandlung nach ca. 4 Monaten.

Diese Gruppen werden nun seit Januar 2008 in der Praxis angeboten. Bisher liegen Erfahrungen mit 7 MuMo-Gruppen und insgesamt 40 Kindern (19 Jungen, 21 Mädchen) vor. Da die Nachfrage sehr hoch ist, laufen immer zwei Gruppen parallel.

6.3 Sch-Gruppen

Um die Kinder, die neben einem Sigmatismus auch einen Schetismus haben, möglichst schnell behandeln zu können, haben wir 2003 die Sch-Gruppen entwickelt (K. Grosstück, B. Fiedler, S. Fricke). Die Behandlung des Lautes /sch/ ist sowohl eine Artikulationsbehandlung (angelehnt an das Behandlungskonzept von van Riper) als auch eine phonologische Behandlung (orientiert an dem Behandlungsansatz von A.V. Fox-Boyer). Analog zu dem SIGMA PLUS-Konzept besteht das Gruppenprogramm aus 12 Behandlungseinheiten für eine Kindergruppe mit 4 bis 6 Kindern, einem Elterninformationsabend, einer Einzelabschlussuntersuchung. Die Entwicklung der phonologischen Bewusstheit und die Förderung der Sprechmotorik nehmen in diesem Gruppenkonzept einen breiten Raum ein, die mundmotorische Förderung steht eher im Hintergrund.

Sch-Gruppen werden seit 2004 regelmäßig angeboten, es kommt aber meistens nur eine Gruppe in einem Zeitintervall von 4 Monaten zustande. Insgesamt sind bisher 10 Sch-Gruppen mit insgesamt 50 Teilnehmern durchgeführt worden (30 Jungen, 20 Mädchen).

7 Erfahrungen mit schwierigen Gruppensituationen

In den nunmehr siebzehn Jahren, in denen ich die logopädische Gruppentherapie nach dem SIGMA PLUS-Konzept durchführe, ist natürlich nicht immer alles so gelaufen, wie es geplant war. Es gab vielfältige Probleme mit einzelnen Gruppenteilnehmern oder mit gruppendynamischen Prozessen, die zum Teil Einzelfälle blieben, zum Teil aber auch immer wieder vorkamen. Ich möchte hier vor allem auf die Prozesse und Probleme eingehen, die in gleicher oder ähnlicher Form häufiger vorkamen, damit sich Therapeuten, die sich in die Gruppentherapie neu einarbeiten wollen, auf sogenannte Standardprobleme vorab einstellen können oder im Nachhinein Hilfestellungen bei bestehenden Gruppenproblemen erhalten.

Stefanie Bühling hatte 2005 dieses Thema zum Inhalt ihrer Diplomarbeit gemacht. Sie hat sowohl in meiner Praxis als auch bundesweit mit Logopäden und Logopädinnen anderer Praxen, die ebenfalls Gruppentherapien mit Kindern und Jugendlichen durchführten, dieses Thema in Interviews genauer beleuchtet und danach eine Kategorisierung schwieriger Situationen vorgenommen. Nach den Interviews mit sieben Logopädinnen und Logopäden unterschied sie acht Situationen:

1. Schwierigkeiten mit der „Welt da draußen", die die Prozesse in der Therapie/in der Gruppe beeinflussen.
    a. Die äußeren Probleme des Patienten „fressen den Patienten auf"
    b. Die äußeren Probleme des Therapeuten wirken auf den Therapeuten
2. Schwierigkeiten mit den Rahmenbedingungen „Es beginnt, bevor es beginnt"
    a. Die schwierige Gruppenkonzeptualisierung
    b. Die schwierige Auswahl der Patienten
    c. Die schwierige Zusammenstellung der Gruppenmitglieder
    d. Von ergänzenden und konkurrierenden Therapieangeboten
3. Einzelne schwierige Patienten „Weder Redner – noch Schweiger sind Gold"
    a. „Der schüchterne Stille"
    b. „Der unruhige Redselige"
4. Schwierigkeiten zwischen Patienten und Thema – „Rühr mich nicht an"
    a. Das Thema wird zur Nebensache
    b. Leistungsdifferenzen in der Gruppe
5. Schwierigkeiten zwischen den Patienten „Konkurrenz und Hänselei"
    a. „Einer gegen alle"
    b. „Alle gegen einen"
6. Schwierige Patientengruppe „Vom Animateur zum Dompteur"
    a. „Wie stumme Fische"
    b. „Die Bauklötze fliegen"
7. Schwierigkeiten mit dem Co-Therapeuten – „Ein ungleiches Kompetenzteam"
8. Schwierigkeiten im Therapeuten – den eigenen Ansprüchen gerecht zu werden

Ein Beispiel für **Situation 1a, Schwierigkeiten in der Welt da draußen**, war die Scheidung der Eltern eines Therapiekindes. Das Kind sollte an seinem Lispeln arbeiten, aber das war im Moment gar nicht wichtig für das betroffene Kind. So kam es dazu, dass es fast nie Hausaufgaben machte, denn außerhalb der Therapiestunde hatte niemand Zeit, mit ihm zu üben. Die Eltern waren mit sich selbst beschäftigt, ein Umzug der Restfamilie stand an, das Kind fing aus emotionalen Gründen wieder an, am Daumen zu lutschen. Alles sprach gegen die Therapie, dennoch wollte die Mutter nicht, dass das Kind die Gruppenbehandlung abbrach, da es einen weiteren Verlust einer Gruppe bedeutet hätte und die Eltern beide gerne wollten, dass das Kind in der Sprache gefördert wurde. Für das Kind gab es in der Gruppe aber keine Erfolgserlebnisse, da es nicht genügend üben konnte und mit den Gedanken nicht bei der Sache war.

Ein Beispiel für **Situation 2c, Schwierigkeiten mit den Rahmenbedingungen/bei der Zusammenstellung der Gruppenteilnehmer,** war das Zustandekommen einer Sigmatismusgruppe mit vier Jungen (9 und 10 Jahre alt) und einem Mädchen (11 Jahre alt). Die Jungen hatten vorher schon logopädische Therapie gehabt, weil sie auch noch andere Ausspracheprobleme hatten, das Mädchen war eher leicht betroffen und von schneller Auffassungsgabe. Die vier Jungen verstanden sich auf Anhieb sehr gut, das Mädchen erlebte sich als Außenseiterin und wollte mit den Jungen nichts zu tun haben. Ihre Mutter sah dies genauso und bestärkte die Tochter darin, dass sie nicht zu den Jungen passe. Es wurde dann vereinbart, dass sie die Gruppe verlässt und zu einem späteren Zeitpunkt in einer anderen Gruppe beginnt, in der auf jeden Fall mehrere Mädchen in ihrem Alter anwesend sein sollten.

Beispiel für **Situation 2d, Schwierigkeiten mit den Rahmenbedingungen/Konkurrierende Therapieangebote,** ist der relativ häufige Fall, dass Kinder vor der Gruppentherapie noch eine andere Aktivität haben, z.B. Fußalltraining oder Flötenunterricht, und dann regelmäßig zu spät kommen. Oder sie müssen anschließend noch zu einer weiteren Aktivität gehen und verlassen nach Beendigung der Therapie fluchtartig den Raum und die Eltern nehmen deshalb nicht an der Therapienachbesprechung teil.

Beispiele für **Situation 3a, „Der schüchterne Stille“,** sind die Kinder, die in der ersten Stunde auf gar keinen Fall ohne die Mutter in den Therapieraum kommen wollen oder den Therapieraum sogar mit der Mutter auf keinen Fall betreten wollen. Das habe ich in den 17 Jahren häufiger erlebt, ich habe aber gerade mit diesen Kindern die Erfahrung gemacht, dass es für sie eine besonders bereichernde Erfahrung war, nach diesen anfänglichen Schwierigkeiten an einer Kleingruppe erfolgreich teilzunehmen und zu erleben, dass sie z.T. sehr gute Ergebnisse in Gruppen erzielen konnten. Dies war für diese schüchternen Kinder im Vorschulalter eine sehr wichtige Erfahrung vor Beginn des Schulalltages. Insofern ist für den so schwierigen Beginn der Gruppentherapie einerseits eine einfühlsame Therapeutin wichtig, die andererseits aber trotzdem das Gruppenprogramm startet und durchzieht und diesem Kind eben immer wieder attraktive Angebote (ohne Druck) macht, in die Gruppenarbeit mit einzusteigen. Außerdem muss die Mutter angeleitet werden, ihrem Kind die geeignete Hilfestellung zu geben und ihm die langsame Lösung von der Mutter zu ermöglichen.

Beispiele für **Situation 3b, „Der unruhige Redselige“,** sind alle die Kinder, die gerne als Erstes reden, sich permanent vordrängen, um als Erstes ihre Hausaufgaben vorzutragen oder mit einer Gruppenaktivität zu starten, sich aber nicht bremsen lassen, wenn sie mal nicht dran sind. Sie reden dann dazwischen und fangen an Blödsinn zu machen, wenn sie keine Beachtung bekommen, z.T. stehen sie auf und rennen herum, was wiederum andere veranlasst, dieses mitzumachen und innerhalb kürzester Zeit hat man einen lauten, tobenden Haufen im Raum und keine Lernsituation mehr. Da hilft es nur, von Anfang an konsequent „durchzugreifen“, klarzustellen, dass lautes Dazwischenreden nicht erlaubt ist, und Sanktionen, die angedroht werden, dann auch sofort umzusetzen. In solchen Situationen hat es sich bewährt, „Gruppenpunkte“ (Muggelsteine) abgezählt auf den Tisch zu legen und bei einem Verstoß gegen die Regeln durch ein oder mehrere Gruppenmitglieder einen Muggelstein/Gruppenpunkt wegzunehmen. Wenn keine Punkte mehr übrig sind, entfällt z.B. die Gruppenbelohnung am Ende der Stunde (gemeinsames Spiel). Bei dieser Methode fängt auch der Rest der Gruppe an mitzuhelfen, damit die Punkte auf dem Tisch bleiben, man hat also die Gruppe als Unterstützer, anstatt wie sonst oft zum Gegner. Häufig ist auch ein Gespräch mit den Eltern des Kindes angesagt, um sich auch dort Rückendeckung zu holen. Viele Eltern sind dankbar für Offenheit in diesen Punkten, denn in der Schule hat das Kind oft dieselben Probleme. Es weiß nicht, woran es liegt, dass es unbeliebt ist.

Beispiel für **Situation 4a, „Das Thema wird zur Nebensache“,** ist das Problem, das entsteht, wenn man als Therapeut einerseits zu Beginn der Gruppentherapie nicht klar mit der Gruppe vereinbart hat, was das Ziel ist und andererseits in der Gruppe ein oder mehrere Teilnehmer sind, die gar nicht aus eigenem Antrieb dabei sind, sondern „nur geschickt“ wurden und eigentlich andere (oft die Eltern oder Lehrer) diejenigen sind, die möchten, dass das Kind „besser spricht“. Oft wollen diese Kinder einfach nur Spaß haben und nutzen die Gruppe als Plattform für eigene Interessen und um sich zu profilieren (besonders die Älteren). Hier hilft nur „Auftrags- und Zielklärung“ mit dem betroffenen Kind bzw. mit der ganzen Gruppe und ggf. Abbruch der Therapie, wenn kein „gemeinsames Ziel gefunden werden kann“ (in diesem Fall, wenn keine Sigmatismustherapie gewollt wird). Wichtig ist, dass der Therapeut/die Logopädin hier genügend Motivationsarbeit für das Ziel leistet. Umso wichtiger ist es, das gemeinsame Ziel mit allen in der ersten Stunde festzulegen, dann ist in jeder Stunde klar, was das Thema ist.

Die **Situation 4b, Leistungsdifferenzen in der Gruppe,** ergibt sich, wenn ein Kind in der Gruppe besonders gut oder besonders schlecht ist.

Die besonders guten Kinder fangen schnell an sich zu langweilen und benötigen Aufgaben, die sie herausfordern, dies kann eine Zusatzaufgabe sein oder die Aufforderung, den anderen zu helfen. Erhalten sie keine Aufgaben, fangen sie an, andere zu stören oder versuchen die Aufmerksamkeit der Logopädin auf sich zu ziehen. „Guck mal, ich bin schon fertig, was soll ich jetzt machen?“

Die Kinder, die in der Leistung am schwächsten sind und oft noch einige Extraerklärungen benötigen, bis sie verstanden haben, worum es geht und wie es geht, halten die Gruppe oft auf. Besonders bei gemeinsamen Spielen kann dies sehr störend für die Gruppe sein. Manchmal kann man das Problem lösen, indem diese Kinder für schwierige artikulatorische oder mundmotorische Probleme einmal eine Extra-Einzelstunde erhalten, in der sie dann alles alleine erklärt bekommen. Dies darf natürlich nicht die Regel werden, dann wäre ihnen sicher mit einer Einzeltherapie besser geholfen als mit der Teilnahme in der Gruppe. Bekommen diese Kinder nicht die Aufmerksamkeit und Förderung, die sie benötigen, fallen sie oft durch Ablenken vom Thema und Kaspereien auf, oder sie sind sehr still und man bemerkt sie fast nicht, nur bei den gemeinsamen Aufgaben und Spielen fällt auf, dass sie immer hinterher hinken.

Situation 5b „Einer gegen alle“: Manchmal kommt es in den Gruppen zu Situationen, dass zwei Kinder nicht miteinander zurechtkommen. Wenn dann Streit ausbricht, muss die Logopädin eingreifen, damit die Situation nicht eskaliert. Bisweilen passiert es aber auch, dass immer wieder ein Gruppenmitglied andere aus der Gruppe mit Worten oder Taten verletzt und sich so zum Außenseiter macht. Dafür muss es klare Spielregeln geben, auf die immer wieder hingewiesen wird, und es müssen Konsequenzen folgen, wenn die Spielregeln nicht eingehalten werden. Auf der anderen Seite eignen sich auch die Spiele in den Gruppen, um immer wieder alle zusammenzubringen, um an einem Thema zu arbeiten (vom Streit und der Person ablenken).

Situation 5b „Alle gegen einen“: In einer meiner Gruppen kam es vor, dass ein Junge jede Stunde wieder wegen seines amerikanischen Namens gehänselt wurde. Seine Mutter war Amerikanerin und er hieß Michael. Alle nannten ihn nur „Michael Jackson“. Ich konnte oft gar nicht so schnell eingreifen, wie ihn die anderen Kinder immer wieder „Michael Jackson“ nannten. Trotz Klarstellens, dass Hänseln nicht erlaubt ist und Michael es nicht mochte, so genannt zu werden, kam es zu Beginn der Gruppenstunden immer wieder vor. Im Verlauf der Therapie ergab es sich jedoch, dass Michael durch gute Leistungen in der Gruppe und sein freundliches Wesen langsam Anerkennung bekam und an Selbstbewusstsein gewann, sodass am Ende die Hänseleien fast gar nicht mehr auftraten. Michael hatte gelernt, selbstbewusster aufzutreten und auch mal einen „Gegenangriff“ zu starten.
Wichtig ist, hier klar die Spielregeln zu nennen und diesen Kindern den Rücken zu stärken, aber sie nicht jedes Mal zu verteidigen – das müssen sie auch selbst lernen.

Situation 6b, Schwierige Patientengruppe „Vom Animateur zum Dompteur“/ „Die Bauklötze fliegen“: Welche Patientengruppen für den Therapeuten schwierig sind, hängt natürlich auch von seinem Erfahrungshintergrund und seiner Toleranzschwelle ab. Ich erlebe Patientengruppen als schwierig, wenn es sehr laut und undiszipliniert zugeht. Ein Extrembeispiel bot sich mir mit einer reinen Jungengruppe von 8 bis 12 Jahren. Alle waren sehr undiszipliniert und gewohnt, immer Aufmerksamkeit zu bekommen oder zu reden, wenn es ihnen passte. Sie hörten sich gegenseitig nicht zu und auch mir hörten sie nie zu, wenn ich eine Übung erklären wollte. So kamen wir inhaltlich schlecht voran, selten schafften wir es am Ende einer Therapiestunde, noch ein Spiel gemeinsam zu spielen. Das geplante Gruppenstundenpensum war nicht zu erreichen. Es war grundsätzlich sehr laut in den Stunden, da alle durcheinander redeten, und z.T. standen die Jungen von ihren Plätzen auf um umherzulaufen, oder aber die Stühle fielen um, weil sie herumzappelten. Wenn ich am Ende der Stunde die Eltern hereinholen wollte, um die Hausaufgaben zu erklären, waren nicht alle Eltern da und die Kinder hörten nicht zu, was sie zu Hause arbeiten sollten. Es war keine Arbeitsatmosphäre, weder für mich noch für die Kinder. Ich war total frustriert. In der sechsten Gruppenstunde habe ich dann die Eltern hereingebeten und ihnen erklärt, falls ihre Kinder sich nicht an die einfachsten Kommunikationsregeln halten würden (zuhören, wenn jemand etwas erklärt und nur reden, wenn man dran ist), dann würde ich die Gruppentherapie beenden. Nur einer der sechs Jungen könnte in der vorgesehenen Therapiestunde eine Therapie bekommen. Die anderen müssten dann eben lange warten, bis es weitergehen könnte. Wenn es in der nächsten Stunde nicht damit klappen sollte, dass die Grundregel: „Nur einer redet“ eingehalten wird, würde ich die Gruppe auflösen. Das wirkte. Ab der siebten Stunde war wieder ein Arbeiten möglich. Die Eltern hatten ernsthaft mit ihren Kindern geredet und ihnen die Konsequenzen klargemacht. Es war offensichtlich sowohl ihnen als auch den Eltern wichtig, dass es mit der Therapie weiterging.

Dass es geholfen hat, dass die Eltern mit ihren Kindern über ihr Verhalten in der Therapiegruppe gesprochen haben, liegt sicher daran, dass die Eltern ihren Kindern vorher keine Verhaltensregeln mit auf den Weg gegeben haben, sondern sie nach dem Motto „Mach, was du willst“ in die Gruppe gehen ließen. Hätten die Jungen ihr Verhalten nicht kontrollieren können, hätte es auch nicht geholfen, wenn die Eltern einmal mit ihnen darüber gesprochen hätten. Wichtig ist auch, nicht zu lange zu warten, bis man handelt (an die Eltern wenden), da die Situation immer mehr aus dem Ruder läuft. Heute, mit mehr Erfahrung, greife ich wesentlich früher ein und setze früher klare Regeln, mit dem Ergebnis, dass Situationen selten so weit eskalieren wie in dieser speziellen Gruppe.

Die **Situation 7, Schwierigkeiten mit dem Co-Therapeuten – „Ein ungleiches Kompetenzteam,** kam in meinen in der Regel nur von einer Logopädin geleiteten Gruppen nicht vor. Im Falle einer gemeinsamen Gruppenleitung durch eine Logopädin und eine Praktikantin ist das ungleiche Kompetenzteam gewollt und akzeptiert.

Situation 8, Schwierigkeiten im Therapeuten – den eigenen Ansprüchen gerecht zu werden: Dieses Problem haben viele Logopädinnen, die das erste Mal eine Gruppe leiten, vor allem wenn sie sich an ihren Leistungen und Erwartungen aus der Einzeltherapie orientieren. Viele wollen jedem Einzelnen in der Gruppe zu jedem Zeitpunkt gerecht werden. Das kann man als Therapeutin einer Gruppe nicht schaffen. Hier muss man den Kindern in der Gruppe mehr Eigenständigkeit und Eigenverantwortung für Lernen und Entwicklung zutrauen. Die Gruppe hat andere Vorteile als die Einzeltherapie. Was in der Einzeltherapie erstrebenswert und sinnvoll ist, muss nicht auch in der Gruppe den gleichen Stellenwert besitzen. Oft hilft in der Gruppentherapie der Leitsatz: „Weniger ist mehr!" Von einem Perfektionsanspruch muss man sich verabschieden, wenn man mit Gruppen arbeitet.

Zusammenfassung Schwierige Gruppensituationen:

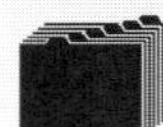

- Es gibt schwierige Rahmenbedingungen
- Es gibt schwierige Patienten
- Es gibt schwierige Situationen
- Es gibt schwierige Gruppen
- Es kommt immer darauf an, das Ziel der Behandlung klar im Blick zu behalten und dies auch den Gruppenteilnehmern klarzumachen
- Klare Regeln, konsequentes Handeln und Motivation sind wichtige Gruppenleitereigenschaften, die helfen, schwierige Gruppensituationen zu meistern
- Weniger ist mehr!

8 Zusammenfassung – Schlussbemerkungen

- Nach vielen Jahren intensiver logopädischer Arbeit in und mit Gruppen war es nun an der Zeit, alle Erfahrungen einmal zusammenzutragen und zu Papier zu bringen. Neben den Sigmatismusgruppen, deren Therapieprogramm in diesem Buch detailliert beschrieben wird, geht es auch um alle anderen Gruppen, die sich mit Artikulationsstörungen im engeren und weiteren Sinne beschäftigen, also um Sigmatismusgruppen, Sch-Gruppen und Gruppen für myofunktionelle Störungen. Es geht um die Organisation von Gruppen, um die Ergebnisse von Gruppentherapien im Gegensatz zu Einzeltherapien und es geht um Kosten und Nutzen von Gruppentherapien.

- Ich möchte mit dieser Zusammenstellung all jenen Therapeuten Mut machen mit Gruppen zu arbeiten, die es sich aufgrund mangelnder Erfahrungen mit Gruppenarbeit bisher nicht vorstellen konnten.

- Ich hoffe jedoch auch, mit der Zusammenstellung meiner Gruppenergebnisse und der Nachuntersuchung all den Kritikern den Wind aus den Segeln genommen zu haben, die der Meinung sind, dass eine Gruppentherapie nur unter ökonomischen Gesichtspunkten, nicht aber unter therapeutischen Gesichtspunkten sinnvoll ist. Das Gegenteil ist nach meiner Überzeugung beim Thema Sigmatismus (und myofunktioneller Störung) der Fall.

- Wenn gerade im Jahr 2009/2010 nicht nur ich, sondern auch mehrere ehemalige Mitarbeiterinnen meiner Praxis zum Thema Gruppen Studienergebnisse veröffentlichen, zeigt dies, dass die Zeit reif ist für das Thema logopädische Gruppentherapie. Dass aber ausgerechnet in demselben Jahr die Krankenkassen (vdek) die finanziellen Bedingungen für die Gruppenarbeit verschlechtern, zeigt auch, dass noch viel mehr Öffentlichkeitsarbeit notwendig ist, damit dieses therapeutisch und organisatorisch wichtige Thema mehr Öffentlichkeit bekommt. Es wäre den SIGMA PLUS-Kursen zu wünschen, irgendwann einmal einen festen Platz im Praxisrepertoire vieler Praxen zu bekommen. Das würde sowohl den Patienten als auch den Ärzten sowie den Krankenkassen und besonders den logopädischen Praxen therapeutisch und ökonomisch weiterhelfen.

- Und während das seit 1992 entwickelte und mehrfach überarbeitete und veränderte Konzept der Sigmatismusgruppen hier erstmals niedergeschrieben ist, verändert es sich in der Praxis weiter und wird an die sich wandelnden Bedürfnisse der Kinder angepasst, denn nichts ist beständiger als der Wandel. Dennoch gibt es eine Reihe von Grundprinzipien in dieser Gruppenarbeit, die seit 1992 nicht verändert wurden und die sicher auch in Zukunft Bestand haben werden. Dies sind im Einzelnen:
  - Die Therapie soll den Kindern und den Therapeuten Spaß machen.
  - Die Therapieziele müssen für alle klar erkennbar und in einer realistischen Zeit erreichbar sein.
  - Die Gruppenarbeit braucht einen festen, verlässlichen Rahmen, der allen (Kindern, Eltern, Therapeuten) Sicherheit gibt.
  - Die Eltern müssen in die Therapie mit einbezogen werden.
  - Die Kinder sollen zu eigenverantwortlichem Handeln (Üben) angeleitet werden.

- Ich möchte an dieser Stelle all den Mitarbeiterinnen und Kolleginnen danken, die daran mitgewirkt haben, dass das SIGMA PLUS-Konzept weiterentwickelt wurde, überprüft wurde und mit so vielen Patienten durchgeführt werden konnte. Ich danke aber auch all den Patienten, die uns ihr Vertrauen entgegengebracht haben und durch ihre kritischen und kreativen Rückmeldungen dazu beigetragen haben, dass das Konzept heute so ist, wie es ist.

- Gruppentherapien zu planen, mit Erfolg durchzuführen und immer wieder den Rahmenbedingungen anzupassen ist eine Herausforderung, die mich immer gereizt hat und die mich weiter fordern wird.

Teil II des Buches umfasst das aktuelle SIGMA PLUS-Programm, das dazu erforderliche Material sowie das Literaturverzeichnis und eine Materialübersicht.

Teil 2

Arbeit in der SIGMA-Gruppe

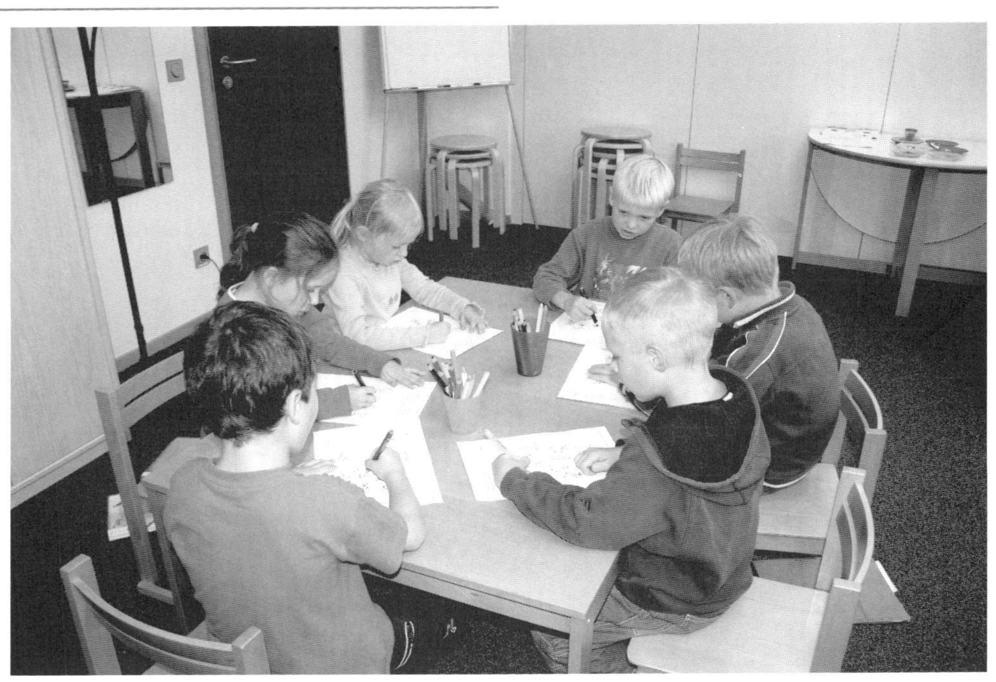

Materialauswahl für SIGMA PLUS

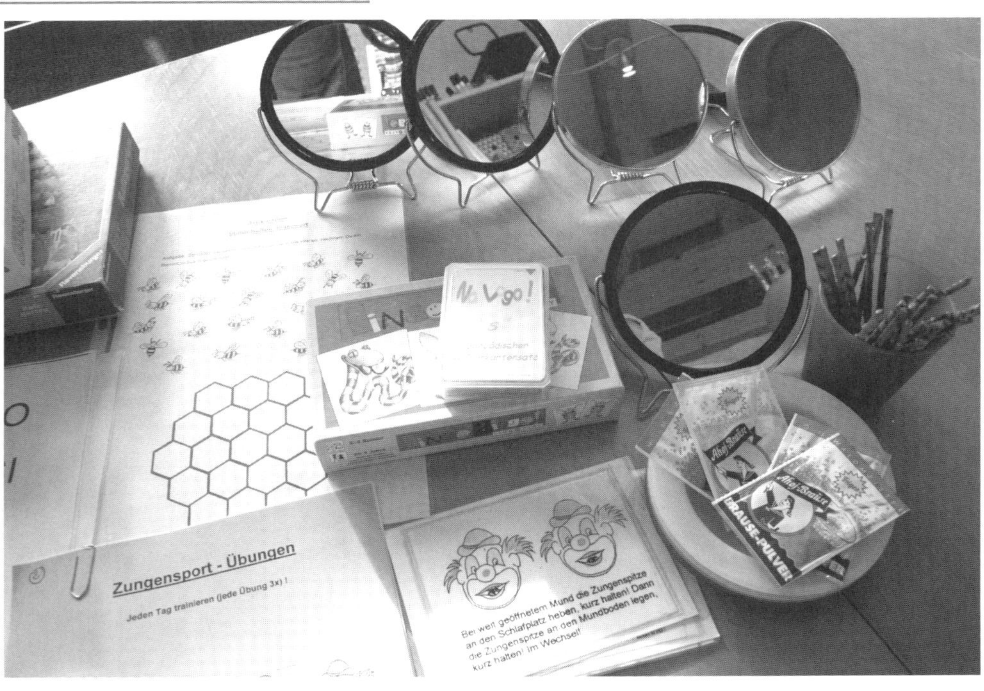

9 Das SIGMA PLUS-Programm

Stundenaufbau:	**45 Minuten**
5 Minuten	Begrüßung, Hausaufgaben, Anerkennung/Belohnung
10-15 Minuten	mundmotorische Übungen
15 Minuten	Artikulationstraining (inkl. Hörtraining)
5-10 Minuten	Kommunikationsspiel (Sprachspiel/Bewegungsspiel)
Danach ca.	**10-15 Minuten** Elternberatung / Erklärung der Hausaufgaben
Themenaufbau:	
1., 2. Stunde	Kennenlernübungen / Namenspiele
1.-12. Stunde	mundmotorische Übungen (Sensorik und Motorik)
1.- 4. Stunde	Hörübungen/auditive Differenzierung
2.-10. Stunde	isolierte Lautbildung /s/
3.-5. Stunde	/s/ auf Silbenebene / An-, In-, Auslaut
4.-10. Stunde	/s/ auf Wortebene / An-, In-, Auslaut
8.-12. Stunde	/s/ auf Satzebene
10.-12. Stunde	/s/ in Sprüchen, im Kontext / Spiele

9.1 Ablauf der zwölf Gruppenstunden

Im Folgenden wird das Therapieprogramm für die zwölf Gruppenstunden und die Abschlusseinzelstunde im Detail vorgestellt. Dabei sind die vorgegebenen Inhalte (links) verpflichtend, die dafür angegebenen Spielideen (rechts) verbindliche Vorschläge, von denen abgewichen werden kann, wenn das angegebene Material nicht vorhanden ist oder die Logopädin/Therapeutin eine andere, gleichwertige Spielidee hat.

Die nach jeder Stunde erforderlichen Hausaufgaben werden jedes Mal aufgeführt.

Am Ende jeder Seite wird das erforderliche Material zu den vorgeschlagenen Spielideen aufgelistet.

SIGMA PLUS

1. Stunde 5-7 Jahre und 8-12 Jahre

Die Eltern erhalten den Elternbegleitbrief. Die Verordnungen werden eingesammelt. Soweit noch nicht geschehen, Stammblatt/Anmeldung ausfüllen lassen (im Wartezimmer, während die Kinder Gruppenstunde haben).
Die Kinder werden in den Therapieraum gebeten.
Wenn die Kinder Schwierigkeiten haben, sich von den Eltern zu trennen,

1. kann die Tür zum Wartezimmer zunächst offen bleiben
2. können die Eltern (max. 2) mit in den Therapieraum kommen und still als Zuschauer teilnehmen

5-7 Jahre: Therapie auf dem Fußboden (nur erste Stunde), ab zweiter Stunde am kleinen Tisch plus Hocker
8-12 Jahre: Therapie am großen Tisch, Hocker

1.	**Namenspiel/Kennenlernspiel:**	Igelball* (Ich bin ..., ich rolle den Igel zu ...)
2.	**Zieldefinition:**	„Warum seid ihr eigentlich hier?" „Was wollt ihr hier lernen?"
3.	**Mundmotorik:**	Salzstangen-Kunststücke (ohne Hände essen) Mausgedicht (nicht für 8-12 Jahre, hier: gleich Zungensportübungen)
4.	**Zungenruhelage erklären:**	Wo schläft die Zunge? (bis 5 zählen, Zunge am Schlafplatz lassen)
5.	**Hörübung:**	/s/-/θ/ isoliert hören (Mundbilder)
6.	**Spiel:**	Memory, Rategarten, freies Bewegungsspiel im Raum
7.	**Hausaufgaben:**	– Mundmotorik – Salzstangen-Kunststücke und Mausgedicht (nur 5- bis 7-Jährige) – Schlafstellung der Zunge finden – Welches Mundbild ist richtig? – Biene, Sonne mit Lautieren des /s/ anmalen

Eltern hereinbitten. Erklärung des Stundenablaufes und der Hausaufgaben, Eltern die Verordnungen unterschreiben lassen.

Material:
Gruppenliste
Elternbriefe (Anlage 10.2), Stammblätter/Anmeldung
Igelbälle
Salzstangen
/s/-, /θ/-Mundbilder, Muggelsteine/Edelsteine
3 Spiele zur Auswahl (Gedächtnis, Sprechen, Bewegung)

für zu Hause:
je ein Schnellhefter (leer) für die Hausaufgaben
Zungenruhelageaufkleber
Mausgedicht (Anlage 10.4)
Mundbilder
Bienenbild (Trialogo, Logoheft für den Laut /s/, 2001, S. 5)
Sonnenbild (Trialogo, Logoheft für den Laut /s/, 2001, S. 4)

**Igelball-Kennenlernspiel: Jeder nennt der Reihe nach seinen Namen, wenn er den Igelball erhält, der einmal im Kreis herumgegeben wird. Danach wird der Igelball einem aus der Gruppe zugerollt, dessen Namen man sich schon merken konnte, man nennt dabei dessen Namen. Das wird so lange wiederholt, bis alle Namen einigermaßen bekannt sind.*

SIGMA PLUS

2. Stunde — 5-7 Jahre und 8-12 Jahre

Die Eltern unterschreiben vor, während oder nach der Stunde die vorbereiteten Verordnungen. Einsammeln der Materialkosten nach der Stunde oder auf dem Elternabend.

1.	**Hausaufgaben:**	Mausgedicht, Zungenruhelage, isoliertes /s/
2.	**Namenspiel:**	Buntstift* herumgeben (dies ist ein ... und den gebe ich ...)
3.	**Mundmotorik:**	Brausepulver mit der Zunge auflecken (Zunge wird dabei ganz spitz) Clowns-Zungensportübung 1. Teil (gelbe Kopien) (8-12 Jahre, Zungensportübung 2. Teil)
4.	**Hörübungen:**	/s/-/θ/ hören (in Wörtern am Wortanfang, Bildkarten /s/)
5.	**Zungenruhelage:**	Wo schläft die Zunge?
6.	**/s/ isoliert bilden:**	Bienen fliegen lassen und /s/ summen (Papier und Stifte)
7.	**Spiel:**	Zwillingsbilder (S), Gedächtnisspiel, freies Bewegungsspiel im Raum
8.	**Hausaufgaben:**	– Clowns-Zungensportübung 1. Teil – /s/ isoliert „Bienen fliegen" (3 Variationen)

Eltern hereinbitten,
Hausaufgaben (HA) erklären,
wichtig: tägliche Übung der Clowns-Zungensportübungen (ca. 5 Min.)

Material:
farbige Buntstifte/Dickies
Brausepulver
kleine Teller
Zungensportübung 1. Teil Karten (Anlage 10.6 in Einzeldarstellung)
Mundbilder /s/-/θ/, 10 Bildkarten S-Wortanfang, Muggelsteine/Edelsteine
Kopie mit Bienensymbol (Anlage 10.8) und 6-10 Farbstifte/Dickies
3 Spiele zur Auswahl (Aussprache, Gedächtnis, Bewegung)

nur für zu Hause:
Zungensportübungen 1. Teil (Anlage 10.6), gelbe Kopien (auf gelbem Papier)
Bienen fliegen in ihr Bienenhaus (Anlage 10.8)
Bienenspiel (Start-Ziel mit Bienensymbolen) (Anlage 10.8)

**Buntstift Namenspiel: 1. Runde: „Das ist ein roter Stift und ich heiße ...", dann Stift weitergeben. 2. Runde „Das ist ein roter „Drachen" und den gebe ich ... (z.B. Nina)", es geht kreuz und quer, bis alle Namen wieder bekannt sind (es darf viel Fantasie im Spiel sein).*

SIGMA PLUS

3. Stunde — 5-7 Jahre und 8-12 Jahre

Die Eltern unterschreiben vor, während oder nach der Stunde die Verordnung. Noch fehlendes Geld für Spielmaterial nach der Stunde einsammeln.

1.	**Hausaufgaben:**	Clowns-Zungensportübung 1. Teil, Wörter mit /s/, /s/ isoliert, nur Hefte kontrollieren
1a.	**ggf. Namenspiel:**	Mein rechter, rechter Platz ist leer, ich wünsche mir die/den ... her. (nur 5-7 Jahre)
2.	**Mundmotorik:**	Clowns-Zungensportübung 2. Teil
3.	**Hörübung:**	/s/-/θ/ in Wörtern heraushören (mit/ohne /s/ am Anfang)
4.	**/s/ isoliert:**	Bienen fliegen/ Fliegenklatschen und /s/ summen
5.	**/s/ in Silben:**	Papiertennis*, zu zweit: Si, Sa, So, Se mit Papier und Dickies
6.	**Spiel:**	Gedächtnisspiel, Sprechen (8-12: Lesen), Geschicklichkeitsspiel
7.	**Hausaufgaben:**	– alle Clowns-Zungensportübungen täglich 5 Min. – /s/ in Wörtern herausfinden (Trialogo) – /s/ isoliert üben / 2 Bienenspiele – Papiertennis mit Silben wiederholen (Partner: Eltern, Geschwister) – Bienensilbenspiel (Blumen)

Eltern hereinholen und HA erklären.

Material: Clowns-Zungensportübungen 2. Teil Karten (Anlage 10.6 als Einzelkarten)
/s/-/θ/-Bildkarten, 12 Bildkarten mit/ohne /s/ am Wortanfang aus Praxisinventar,
Muggelsteine/Edelsteine
DIN-A3 vorbereitetes Feld Papiertennis, Dickies
3 Spiele zur Auswahl (Gedächtnis, Sprechen, Geschicklichkeit)

nur für zu Hause: Clowns-Zungensportübungen 2. Teil (Anlage 10.6), grüne Kopien (auf grünem Papier)
Biene Sausewind, wo ist ein /s/ im Wort (Anlaut)? (Trialogo, Logoheft für den Laut /s/, 2001, S. 9)
DIN-A4 vorbereitetes Feld Papiertennis (Silben)
Bienen fliegen zum Bienenhaus (Anlage 10.8)
Bienen fliegen in die Waben (Trialogo, Logoheft für den Laut /s/, 2001, S. 1)
Biene /s/ fliegt zu verschiedenen Blumen (Vokalen) (Anlage 10.10)

** Papiertennis: Jeweils zwei Kinder sitzen sich gegenüber und ziehen abwechselnd mit Buntstiften eine Linie von einem aufgemalten Ball über eine Mittellinie (Netz) ins Feld des Mitspielers (wie auf dem Tennisplatz Bälle von einer Seite zur anderen befördern, nur mit Stift [Schläger] und Papier [Feld]. Während man „schlägt", spricht man eine von der Logopädin vorgegebene Silbe [z.B. alle Sa]. Papier muss mit „Bällen" vorbereitet sein [pro Seite 4 x 4: rote, gelbe, grüne, blaue Bälle]).*

SIGMA PLUS

4. Stunde **5-7 Jahre und 8-12 Jahre**

1.	**Hausaufgaben:**	Clowns-Zungensportübung 1. und 2. Teil
2.	**Mundmotorik:**	Smarties ansaugen (siehe Titelfoto), alternativ Seidenpapier ansaugen und weitergeben (oder beides)
3.	**Hörübung:**	1. /s/ im Wort ja/nein? 2. /z/ im Wort ja/nein? 3. /s/, /z/, /sch/-Liste
4.	**/s/, /z/ isoliert:**	/s/, /z/ differenzieren und sprechen (Lingo Bingo) Lautsymbol Schlange neu einführen
5.	**/s/ Silbenebene:**	/s/ Silbenanlaut, Silbenchinesisch sprechen: SI-SA-SO-Sprache
6.	**/s/ Wortebene:**	/s/ Wortanlaut Ravensburger S1 Memory-Spiel
7.	**evt. Spiel:**	(wenn noch Zeit ist) ggf. kurzes Spiel, z.B. „Stille Post"
8.	**Hausaufgaben:**	– Clowns-Zungensportübungen Teil 1 und 2 üben – Smarties ansaugen – Bienen- und Schlangengeräusche im Wechsel probieren (Lingo Bingo) – /s/, /z/ isoliert: Bienenbild, Schlangenbild fertig malen, Bienen-/Schlangen-Würfelspiel – Ravensburger S1 Wörter mit /s/, Memory basteln und spielen – Wörter mit /s/ am Anfang finden und aufschreiben (8-12 Jahre)

Eltern hereinholen, HA erklären.

Material: Clowns-Zungensportübungen (Anlage 10.6 als Einzelkarten)
1/2 gr. Packung Smarties, große Teller, kleine Teller, Trinkhalme
/s/, /sch/, /z/-Wörter (Anlage 10.9)
Biene oder Schlange – Kartenspiel (Lingo Bingo)
Ravensburger S1 Memory-Karten (/s/ im Anlaut)

nur für zu Hause: Lingo Bingo Bienen und Schlangen (je 2 x als Memory)
Bienen-/Schlangen-Würfelspiel (Anlage 10.10)
Ravensburger S1 Memory
Begriffe mit /s/ finden (Trialogo, Logoheft für den Laut /s/, 2001, S. 11: Regal/Mülleimer)

SIGMA PLUS

5. Stunde — 5-7 Jahre und 8-12 Jahre

1.	**Hausaufgaben:**	/s/ isoliert, /s/ im Regal – jeder soll 3 Begriffe nennen, Liste mit /s/-Wörtern vorlesen, 8-12 Jahre
2.	**Mundmotorik:**	Watte pusten, Salzstangen-Kunststücke
3.	**Zungenruhelage wiederholen:**	Wo schläft die Zunge? (bis 5 zählen, dabei etwas mit der Angel hochheben)
4.	**/s/ isoliert:**	Fliegenklatschen* plus /s/ summen
5.	**/s/ Silbenebene:**	/s/ Silbenauslaut: Mäuseschwänze mit AS, OS, IS, ES, US anmalen
6.	**/s/ Wortebene:**	/s/ Wortanlaut: Ravensburger S2: Wörter angeln / Angelspiel
7.	**Spiel:**	Gedächtnisspiel, Sprechen (8-12: Lesen), Geschicklichkeitsspiel
8.	**Hausaufgaben:**	– Clowns-Zungensportübung – /s/ im Bild finden – /z/ isoliert – /s/, /z/ Silbenanlaut, Silbenauslaut: S2 Ravensburger Wörter, Memory erweitern

Eltern hereinholen, HA erklären.

Material:
Clowns-Zungensportübungen (Anlage 10.6 als Einzelkarten)
Wattebällchen (2-3)
/s/ Silbenauslaut – Mäuse (Trialogo, Logoheft für den Laut /s/, 1994, S. 3)
Ravensburger S2 Wort-Karten mit Büroklammern, 1 Magnetangel, ein Brunnen
3 Spiele zur Auswahl (Gedächtnis, Sprechen, Geschicklichkeit)

nur für zu Hause:
Ravensburger S2 Memory
Bild „im Park“ (Trialogo, Logoheft für den Laut /s/, 2001, S. 22)
Schlangenbilder (2 Variationen) /z/ isoliert (Anlage 10.10)
Silbenanlautübung /s/ und /z/ (Anlage 10.10: Laut plus Vokal verbinden)
Informationsblatt Phonologie / Schreibweise für Eltern (Anlage 10.11)

**Fliegenklatschen: Alle summen das /s/, es hört sich an, als ob ganz viele Fliegen durch den Raum fliegen und uns ärgern wollen. Einer darf dem Summen ein Ende bereiten, indem er mit der flachen Hand auf den Tisch klatscht und so tut, als ob er die Fliege getroffen habe. Das klappt natürlich nicht. Wenn er die Hand hebt, summen alle Fliegen wieder herum. Jedes Kind darf zweimal auf den Tisch klatschen, dann ist der Nächste an der Reihe. Zum Schluss klatscht die Logopädin – dann ist Schluss.*

SIGMA PLUS

6. Stunde — 5-7 Jahre und 8-12 Jahre

1.	**Hausaufgaben:**	/s/ im Bild „Park“ (Trialogo), jeder nennt drei Begriffe Memory /s/ Wortanlaut, jeder nennt drei Begriffe
2.	**Mundmotorik:**	Geschmacksraten: mindestens 5 verschiedene Kleinigkeiten (süß, sauer, salzig, ...). Einer macht den Mund auf und schließt die Augen, der Nachbar legt ihm etwas zum Raten in den Mund. Wie fühlt es sich an? Ist es rund/eckig?, hart/weich?, glatt/rau?, süß/sauer/salzig? Was ist es? (Jeder kommt zweimal dran – zwei Runden spielen).
3.	**/s/ isoliert:**	/s/ oder /z/ summen/zischen (Lingo Bingo)
4.	**/s/ Silben:**	/s/ Silbenkärtchen verteilen und lesen – Silbensprache (nur 8-12 Jahre)
5.	**/s/ Wortebene:**	/s/ Anlautwörter: Ravensburger S5 Laden von Herrn Meyer „Such mal ...“
6.	**Spiel, /s/ Wortebene:**	(S)-Quartett (Trialogo) (Satzebene: Hast du ...? Gibst du mir ...?)
7.	**Hausaufgaben:**	– Clowns-Zungensportübung – Ravensburger S5, Suchbild Laden von Herrn Meyer /s/ – (S)-Quartett von Trialogo spielen – Silben mit /s/ und /z/ plus Vokal – Wo ist ein /s/ im Wort? (Trialogo) – Memory Wörter (Trialogo)

Eltern hereinholen, HA erklären.

Material: Clowns-Zungensportübungen (Anlage 10.6 als Einzelkarten)
5-8 verschiedene Kleinigkeiten für Geschmacksraten (Salzstangen, Pommbären, Gummibärchen, Smarties, Brausebrocken, Brausebonbons, Sonnenblumenkerne, Pfefferminzbonbons, Zitronenbonbons, ggf. Mandarine, Rosine, Apfelstückchen) auf einem Tablett (vorher mit Tuch abdecken)
Biene oder Schlange – Kartenspiel (Lingo Bingo)
Für 8-12 Jahre: Silbenkärtchen zum Lesen (Anlage 10.10)
Ravensburger S5 Wörter, Laden von Herrn Meyer
(S)-Quartett (Trialogo)

nur für zu Hause: Silbenübung: Laute verbinden mit /s/ und /z/ plus Vokal (Anlage 10.10)
Biene Sausewind sucht S-Wörter / Regal (Trialogo, Logoheft für den Laut /s/, 2001, S. 10)
Memory Kärtchen (Trialogo, Logoheft für den Laut /s/, 2001, S. 13)
(S)-Quartett (Trialogo)

SIGMA PLUS

7. Stunde **5-7 Jahre und 8-12 Jahre**

1.	**Hausaufgaben:**	Zungensport wiederholen, Wörter mit /s/ aus dem Regal nennen
2.	**Mundmotorik:**	Pommbären* tanzen lassen
3.	**/s/, /z/isoliert:**	/s/ oder /z/ Biene oder Schlange (Lingo Bingo)
4.	**/s/ Wortebene:**	/s/ Wortanlaut: „S ... gehört zu ...“ Dinge verbinden (Trialogo)
5.	**/s/ Wortebene:**	/s/ Wortauslaut: Ravensburger S9: Ratebild
6.	**Spiel:**	3 Spiele zur Wahl: (/s/ Wortebene) Sprechen Zwillingsbilder (S) / Gedächtnisspiel, Ratespiel, Bewegungsspiel nach freier Wahl
7.	**Hausaufgaben:**	– Zungensport – Silben mit /s/ und /z/ „Raumschiffnamen“ – Ravensburger S9 Ratebild (Eltern raten) – /ss/ im Wortauslaut (Trialogo) – Domino /ss/ im Wortauslaut – /s/ Wortanlaut: „Sarah füttert ...“ (Trialogo) oder „Wo siehst du was im Fernseher?“ (Mini Lük) – Sarah-Geschichte hören und bei /s/ klopfen

Material:
Clowns-Zungensportübungen (Anlage 10.6 als Einzelkarten)
1/3 Tüte Pommbären und Schüssel
Biene oder Schlange – Kartenspiel (Lingo Bingo)
„S ... gehört zu ...“ (Trialogo, Logoheft für den Laut /s/, 2001, S. 15), Dickies
Ravensburger S9 Ratebild „Umrisse erkennen / Gegenstände raten“
3 Spiele zur Wahl (Sprechen Zwillingsbilder (S) / Lesen, Raten / Gedächtnis, Bewegen)

nur für zu Hause:
Raumschiffe (Anlage 10.10)
Würfelspiel Wortauslaut (Trialogo, Logoheft für den Laut /s/, 2001, S. 17)
Domino /ss/-Auslaut
„Sarah füttert ...“ Wort/Satzanlaut (Trialogo, Logoheft für den Laut /s/, 1994, S. 4)
alternativ: „Wo siehst du was im Fernseher?“ (Mini Lük, Schwierige Laute, Zischlaute, S. 2/3)
Geschichte zum Vorlesen „Sarah will Suppe“ (Trialogo, Logoheft für den Laut /s/, 2001, S. 29)

**Pommbären tanzen lassen: Ein Pommbär wird vorne an die ausgestreckte Zungenspitze „geklebt“. Dann wird die Zunge: 1. hin und her, 2. auf und ab, 3. im Kreis, 4. raus und rein bewegt (fast „fressen“ und doch wieder „frei lassen“). 5. Der Pommbär „macht Handstand gegen die Nase“ (Zunge wird nach oben geführt, bis der Bär die Nasenspitze erreicht). Nach jeder Übung jeweils den Bären aufessen.*

SIGMA PLUS

8. Stunde — 5-7 Jahre und 8-12 Jahre

1.	**Hausaufgaben:**	Trialogo Auslautwörter, jeder nennt drei Wörter, „Sarah füttert ...", jeder nennt zwei Sätze
2.	**Mundmotorik:**	Smarties ansaugen (Wiederholung)
3.	**/s/ isoliert:**	Schlangenzischen / Bienensummen abwechselnd (im Chor) evt. mit Symbolkarten aus Lingo Bingo
4.	**/s/ Wortebene:**	/s/ Auslautwörter: „dies Glas gehört zu dem Glas" (Trialogo), Was trinkt man aus welchem Glas?
5.	**/s/ Satzebene:**	/s/ Anlautsätze: Ravensburger S6 „Der Mann sieht ..."
6.	**Spiel:**	3 Spiele zur Wahl oder „Stille Post" oder „Ich sehe was, was du nicht siehst"
7.	**Hausaufgaben:**	– /s/ Auslautwörter – „Gläser" (Trialogo) – /s/ Auslautwörter – „Flöße" (Trialogo) oder „Was ist anders angemalt?" (Mini Lük) – /s/ Anlautsätze – Ravensburger S6 „Der Mann sieht ..." – /s/ Anlautsätze „Im Sack ist ..." (Trialogo) – Sätze mit /s/-Wörtern aufschreiben (nur 8-12 Jahre) – Wo ist das /s/ bei der Biene (Vorne, Hinten, Mitte?) (Trialogo) – „Festmahl"-Geschichte hören und bei /s/ klopfen

Material:

große Smarties Rolle, kleine Teller, Trinkhalme
Biene oder Schlange – Kartenspiel (Lingo Bingo)
„Gläser" (Trialogo, Logoheft für den Laut /s/, 1994, S. 3)
Ravensburger S6 „Der Mann sieht ..."
3 Spiele zur Wahl

nur für zu Hause:

„Flöße" (Trialogo, Logoheft für den Laut /s/, 1994, S. 2)
alternativ: „Was ist anders angemalt?" (Mini Lük, Schwierige Laute, S. 8/9)
„Im Sack ist ..." (Trialogo, Logoheft für den Laut /s/, 1994, S. 7)
Blanko-Vorlage für Sätze mit S... (nur 8-12 Jahre)
Wo ist das /s/ bei der Biene (Vorne, Hinten, Mitte?) (Trialogo, Logoheft für den Laut /s/, 2001, S. 32)
Festmahlgeschichte

SIGMA PLUS

9. Stunde — 5-7 Jahre und 8-12 Jahre

1.	**Hausaufgaben:**	Auslautwörter /s/ „Flöße" (Trialogo) Anlautsätze /s/ „Im Sack ist ..." (Trialogo) eigene Sätze mit /s/ (nur 8-12 Jahre)
2.	**Mundmotorik:**	Brausepulver auflecken (Wiederholung)
3.	**/s/isoliert:**	Fliegenklatschen und /s/ summen
4.	**/s/ Wortebene:**	/s/ Inlautwörter: Ravensburger S7 Würfelspiel
5.	**/s/ Wortebene:**	/s/ oder /z/ – Zählen (1-12) hören/differenzieren/sprechen
6.	**/s/ Wortebene/Satzebene:**	(S)-Quartett oder Zwillingswörter (S) wiederholen (Spiel) /s/ im An-, In-, Auslaut /s/ und /z/ Wörter, Sätze: „Hast du ..."
7.	**Hausaufgaben:**	– /s/ Inlautwörter: Ravensburger S7 Würfelspiel – Zählen /s/ oder /z/, von 1-12 und von 1-100 – „Der Hase frisst 2 Möhren" (Sätze) (Trialogo) – oder: „Auf welchem Bild siehst du das Gleiche?" (Mini Lük) – „Im See ist ..." (Sätze) (Trialogo) – Biene Sausewind-Geschichte hören und klopfen (Trialogo)

Material:

Brausepulver, kleine Teller
Ravensburger S7, 1 Würfel
„S oder Z" Zahlen (Anlage 10.12)
1 (S)-Quartett oder Zwillingswörter (S) (Trialogo)

nur für zu Hause:

„Der Hase frisst ... Möhren" (Trialogo, Logoheft für den Laut /s/, 1994, S. 8)
alternativ: „Auf welchem Bild siehst du das Gleiche?" (Mini Lük, Schwierige Laute, S. 4/5)
„Im See ist ...." (Trialogo, Logoheft für den Laut /s/, 1994, S. 6)
Biene Sausewind-Geschichte (Trialogo, Logoheft für den Laut /s/, 2001, S. 30)

SIGMA PLUS

10. Stunde — 5-7 Jahre und 8-12 Jahre

1.	**Hausaufgaben:**	/s/ Inlautwörter, Zählen, (S)-Quartett, Wo hörst du das /s/? (Trialogo)
2.	**Mundmotorik:**	Salzstangen-Kunststücke, Clowns-Zungensportübungen, Wiederholung!!
3.	**/s/ Lautebene:**	/s/, /ss/, /sch/ (Lingo Bingo) (mischen)
4.	**/s/ Wortebene/Satzebene:**	/s/ Inlautwörter/Sätze: aus Wörtern mit /s/ Inlaut eine Geschichte formulieren (in der Gruppe, jeder einen Satz) Ravensburger S8
5.	**/z/ Satzebene:**	Sätze mit /z/: „Im Zoo lebt ..." nach der „Kofferpacken-Regel" (Trialogo)
6.	**/s/- Sprüche:**	„Die Katze lässt mit ihren Tatzen alle Luftballons zerplatzen ..." Abzählreim, erst im Chor, dann einzeln (Trialogo)
7.	**Spiel:**	3 Spiele zur Auswahl, ggf. „Ich sehe was, was du nicht siehst ..."
8.	**Hausaufgaben:**	– /s/ Inlaut-Geschichte formulieren mit Ravensburger S8 Wörtern – /z/ Sätze: „Im Zoo lebt ..." (8-12 Jahre, eigene Sätze dazu aufschreiben) – Katzenspruch auswendig lernen /s/ Inlaut (Trialogo) – Domino – Puzzle Memory /z/-Wörter – „An den See gehört/gehört nicht ..." (Sätze) (Trialogo oder Mini Lük) Übungen s.u.

Material:

Salzstangen, Clowns-Zungensportübungen (Anlage 10.6 als Einzelkarten)
Lingo Bingo Karten /s/-Bienen, /ss/-Schlangen, /sch/-Lok
Karten /s/, /ss/ Inlaut, Ravensburger S8, Flasche, Reifen
„Im Zoo lebt ..." (Trialogo, Logoheft für den Laut /s/, 1994, S. 6)
alternativ „Wo ist das zerschnittene Bild?" (Mini Lük, Schwierige Laute, S. 14/15)
„Katzenspruch" (Trialogo, Logoheft für den Laut /s/, 1994, S. 7), Dickies

nur für zu Hause:

Trialogo Domino (S. 19)
Puzzle Memory /z/-Wörter
„An den See gehört/gehört nicht ..." (Trialogo, Logoheft für den Laut /s/, 1994, S. 5)
alternativ: „Der Schwanz gehört zum Zebra ..." (Mini Lük: /s/, S. 22/23)
„Welche Wörter reimen sich?" (Mini Lük: /s/, S. 24)

SIGMA PLUS

11. Stunde **5-7 Jahre und 8-12 Jahre**

1.	**Hausaufgaben:**	Mit Wörtern der Vorlage Ravensburger S8 eine Vase/Messer-Geschichte erzählen, Katzenspruch
2.	**Mundmotorik:**	Geschmacksraten (Wiederholung)
3.	**/z/ Wort-/Satzebene:** **/z/ WÖRTER:**	Ravensburger S7, Würfelspiel Benennen oder Sätze bilden (Geschichte erwürfeln, gemeinsam)
4.	**/s/ Satzebene:**	/s/ Sätze (Auslaut) „Matthias vergaß im Bus ..." (Trialogo)
5.	**/s/ Sprüche:**	/s/ Zauberspruch: Simsalabim, hokus-pokus-fidibus, dreimal schwarzer Kater ..." Tiere herbeizaubern (einer muss raus und darf dann vor den anderen zaubern)
6.	**oder Spiel /s/-/z/:**	Ravensburger S12: Riese-Zwergen-Spiel „Unser Riese hat/unser Zwerg hat ..." (zwei Mannschaften) Wer hat etwas, was die anderen nicht haben?
7.	**Hausaufgaben:**	– /z/-Wörter, Ravensburger S14 – „Matthias vergaß im Bus ..." Sätze (Trialogo) – Zauberspruch mit Zaubern trainieren – Ravensburger S12: „Der Riese hat ... / der Zwerg hat ..." – Start-Ziel-Würfelspiel Wörter mit /z/, /ss/ – Text lesen: „Sarah will Suppe" (Trialogo) (nur 8-12 Jahre)

Material:

Zutaten Geschmacksraten (siehe Stunde 6)
Ravensburger S14 /z/-Wörter, 1 Würfel
„Matthias vergaß im Bus ..." (Trialogo, Logoheft für den Laut /s/, 1994, S. 5)
kleine Tiere, Zaubertuch

nur für zu Hause:

Zauberspruch plus Bildergalerie
Ravensburger S12 „Riese/Zwerg"
Start-Ziel-Würfelspiel Wörter (Trialogo, Logoheft für den Laut /s/, 2001, S. 27)
„Sarah will Suppe" (nur 8-12 Jahre) (Trialogo, Logoheft für den Laut /s/, 2001, S. 29)

SIGMA PLUS

12. Stunde — 5-7 Jahre und 8-12 Jahre

1.	**Hausaufgaben:**	/z/-Wörter, Zauberspruch, „Sarah will Suppe“ (Trialogo) – vorlesen (nur 8-12 Jahre)
2.	**Mundmotorik:**	Watte pusten, Pommbären balancieren
3.	**/s/Satzebene:**	Geschichte mit /st/ Verben erfinden (Ravensburger S10), alternativ: Spielgeschichten aufdecken, sammeln und erzählen (Ravensburger)
4.	**/s/ Sprüche:**	Ravensburger /s/-Sprüche: „Wie knackt Markus eine Nuss?“ „Esel essen Nesseln nicht, ...“
5.	**S-Spiel/s/:**	Memory Zwillingswörter (S) (5-7 Jahre) oder (S)-Quartett Zebra ... (8-12 Jahre, lesen!)
6.	**Spiel:**	„Ich sehe was, was du nicht siehst ...“ ggf. Spiel nach Wahl der Gruppe zum Abschluss
7.	**Hausaufgaben:**	– Sprüche auswendig lernen – Geschichten erfinden mit /s/-Verben und/oder Bildergeschichte nacherzählen (Ravensburger Spielgeschichten)

Nach der Stunde einen Einzelabschlusstermin mit jedem Kind und je einem Elternteil vereinbaren (Dauer 30 Min.). Daran erinnern, die Mappe zur Abschlussstunde mitzubringen und die Eltern darauf hinweisen, dass sie gemeinsam mit dem Kind anwesend sein müssen.
Abschlusssitzung klärt, ob die Therapie beendet werden kann.

Material: Wattebällchen, ½ Tüte Pommbären, Teller
/s/-Sprüche (Markus, Esel, Eisbären)
Spiel Ravensburger Spielgeschichten
Spiele: Zwillingswörter (S), Quartetts

nur für zu Hause: Verben Ravensburger S10
verschiedene Geschichten Ravensburger Spielgeschichten

SIGMA PLUS

Abschlusseinzelstunde **Mutter/Vater und das Kind**

1.	**Hausaufgaben:**	Sprüche mit /s/ (Esel, Markus, Eisbär) Geschichte mit /st/-Verben/ mitgenommene Geschichte aus Ravensburger Spielgeschichten erzählen
2.	**Abschlussdiagnostik:**	Situationsbild /s/ (Werscherberger „See“) Benenne/suche 20 Wörter mit /s/ am Anfang, in der Mitte oder am Ende (Bewertung durch die Therapeutin)

Erfragen, wie und ob sich die Aussprache zu Hause in der letzten Zeit verändert hat. Mutter/Vater soll berichten.

Wie wird das Ergebnis jetzt eingeschätzt:

– vom Kind
– von der Mutter/demVater
– von der Therapeutin

in Bezug auf:

– Sprechen in der Übungssituation
– Sprechen mit Konzentration im Alltag
– Sprechen ohne Konzentration auf die Aussprache (Spiel)

Wie geht es weiter?

– Ist die Therapie beendet?
– Sollte man eine Pause machen?
– Muss die Therapie weitergehen?
– Was will das Kind, was die Mutter, was die Therapeutin? – „Abstimmen“

Häusliches Übungsprogramm zur Festigung in der Spontansprache:

Täglich ca. 10-20 Min. das Sprechen kontrollieren/Feedback:

1. Wer kontrolliert?
2. Wann wird regelmäßig kontrolliert gesprochen?
3. Welches Geheimzeichen wird zur Kontrolle vereinbart?
   (hören, sehen, fühlen)

Weiteres Übungsmaterial für die Mappe:

Sprüche mit /s/, Sprüche mit /z/
Zungenbrecher
Lesetexte (8- bis 12-Jährige)
Ggf. in 3 Monaten oder in 6 Monaten einen Kontrolltermin vereinbaren

9.2 Elternabend

PowerPoint-Präsentation, zusätzlich wird die Elterninformation (Anlage 10.3) verteilt

SIGMA PLUS
Gruppentherapie bei Sigmatismus
Herzlich Willkommen zum Elternabend
SIGMA PLUS Elternabend
1

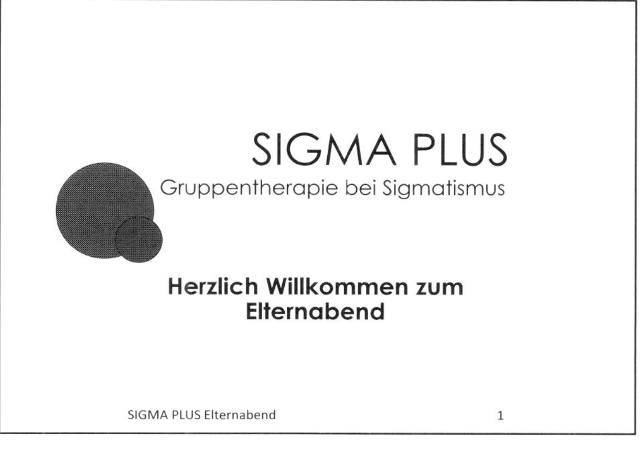

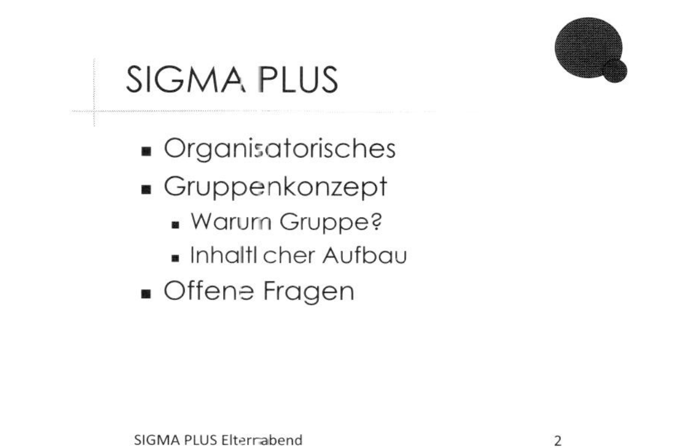

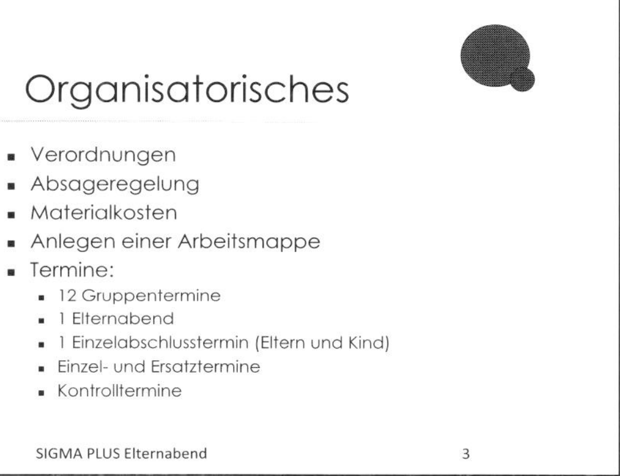

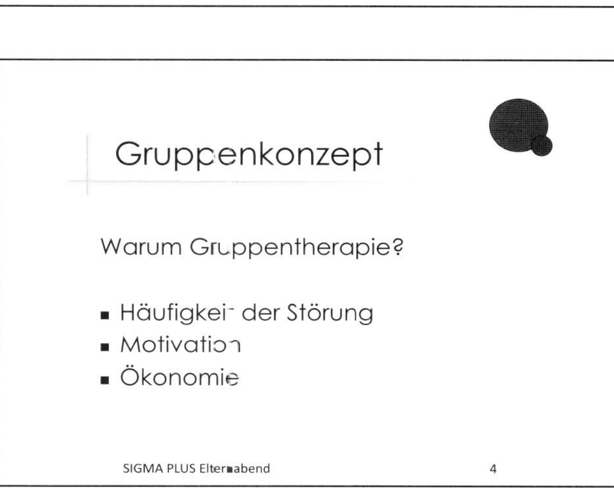

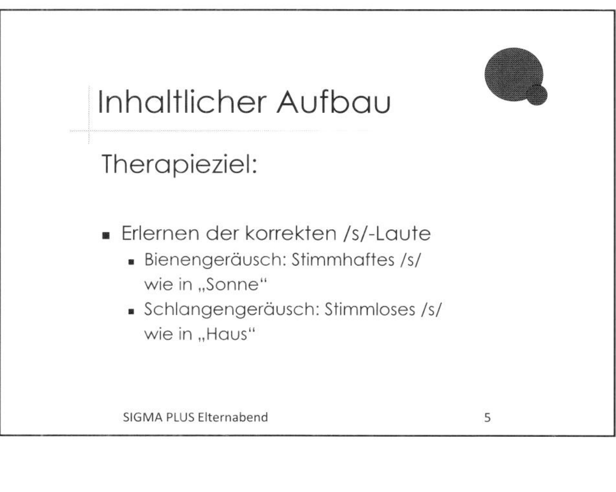

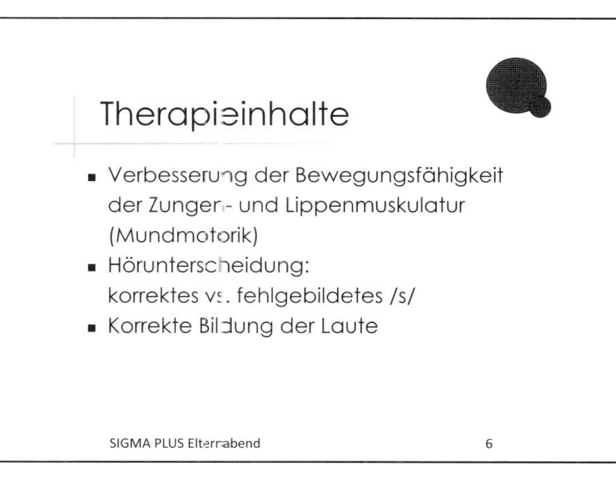

Mundmotorik (1)

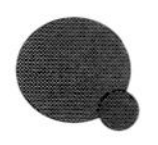

- Insgesamt 8 Übungen („Clowns")
- Täglich 5 bis 10 Minuten üben
- Besonders intensiv in den ersten Wochen
- Trainingseffekt nur bei regelmäßigem Üben!

SIGMA PLUS Elternabend 7

Mundmotorik (2)

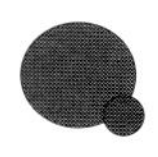

- Erarbeitung der korrekten Zungenlage (Zungenschlafplatz) und des Mundschlusses
- Gründe:
  - Positive Wirkung auf Kiefer- und Zahnstellung
  - Nasenatmung: Weniger HNO-Infekte

SIGMA PLUS Elternabend 8

Hörunterscheidung

- Schlangengeräusch:
  Stimmloses /s/ wie in „Eis", „Tasse"
- Bienengeräusch:
  Stimmhaftes /s/ wie in „Sommer", „Hose"

- Fehlbildung:
  Die Zunge liegt zwischen den Zähnen

SIGMA PLUS Elternabend 9

Korrekte Bildung der Laute

- Die Zunge ist hinter den Zähnen:
  - Am oberen Zahndamm
    ODER
  - Am unteren Zahndamm

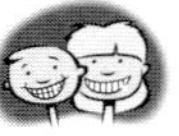

- Je nach Stimmgebung entsteht so das Bienen- oder Schlangengeräusch

SIGMA PLUS Elternabend 10

Hierarchie

1. Isolierter Laut
2. Silben
3. Wörter
4. Sätze
5. Freie Rede

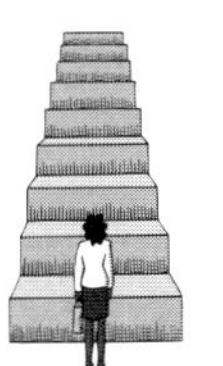

SIGMA PLUS Elternabend 11

Häusliche Mitarbeit

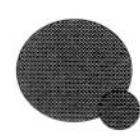

- Hausaufgaben nach jeder Therapiestunde
- Täglich ca. 5 bis 10 Minuten üben, um das automatisierte Muster zu durchbrechen.
- HA zu schwierig? Übungen der letzten Stunde wiederholen!
- Keinen Druck ausüben!

SIGMA PLUS Elternabend 12

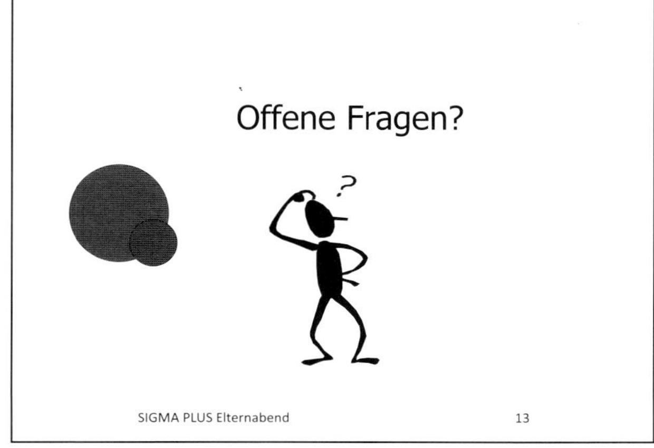

9.3 Nachsorge

Individuelle Kontrolltermine vereinbaren

- im Abstand von 3 Monaten (wenn das Ergebnis noch unsicher ist oder unklar ist, ob zu Hause geübt werden kann),
- nach 6 Monaten (Regelfall),
- oder nach Abschluss der KFO-Behandlung, wenn jetzt eine Kieferregulierung mit Zahnklammer begonnen wird.

Beim Kontrolltermin untersuchen und erfragen:

- Wie konnte zu Hause das Eigenübungsprogramm umgesetzt werden?
- Wie ist die Aussprache der /s/-Laute jetzt im Alltag? Gibt es Rückmeldungen aus der Schule/dem Kindergarten, von den Großeltern/anderen Bezugspersonen?
- Wie schätzt das Kind sich selbst ein?
- Ist weitere Therapie erforderlich/gewünscht? Wenn ja, von wem?
- Untersuchung der Aussprache: freies Sprechen/Erzählen, Bildbeschreibung wiederholen („Werscherberger See"), ggf. Lesen
- Überprüfung der Mundmotorik, Zungenlage und Schlucken

10 Material/Anlagen

10.1 Anschreiben: Einladung zur Gruppentherapie der 5- bis 7-Jährigen (Beispiel)

Name der Praxis
Praxisanschrift

Familie
(Name und Adresse)

Sehr geehrte Familie (Nachname),
(Vorname) ist bei uns für eine logopädische Therapie zur Korrektur der /s/-Laute angemeldet. Jetzt kann es endlich losgehen. Sie haben zwei Zeiten zur Auswahl:

SIGMA I: immer ... (Wochentag) von ... bis ... Uhr oder
SIGMA II: immer ... (Wochentag) von ... bis ... Uhr an folgenden Terminen:
... (Tag) ... (Monat), ... (Tag) ... (Monat), ... (Tag) ... (Monat), ... (Tag) ... (Monat), ... (Tag) ... (Monat), ... (Tag) ... (Monat), ... (Tag) ... (Monat), ... (Tag) ... (Monat), ... (Tag) ... (Monat), ... (Tag) ... (Monat), ... (Tag) ... (Monat), ... (Tag) ... (Monat)

Das Elternseminar für beide Gruppen ist am ... (Wochentag), dem ... (Datum), von ... bis ... Uhr

Insgesamt werden 12 Gruppensitzungen für die Kinder, das Elternseminar zur Klärung organisatorischer und inhaltlicher Fragen zu den Übungen sowie ein individuelles Abschlussgespräch stattfinden. Ihr Kind sollte regelmäßig an den Terminen teilnehmen können. Häufiges Fehlen stellt den Therapieerfolg in Frage (einmaliges Fehlen ist kein Problem). Die Teilnahme eines Elternteils an dem Elternseminar ist Teil der Therapie und unbedingt erforderlich. In den Schulferien findet keine Therapie statt.

Wenn Ihr Kind sich zurzeit im Zahnwechsel befindet, d.h., wenn die oberen oder unteren Schneidezähne fehlen, informieren Sie uns bitte schnellstmöglich. Wir sollten dann einen Kontrolltermin vor Gruppenbeginn vereinbaren und Ihr Kind ggf. von der Therapie zurückstellen, bis die Zähne da sind.

Zu Therapiebeginn benötigen wir von Ihrem behandelnden Kinder- oder HNO-Arzt eine Verordnung über **10 x logopädische Therapie (Gruppe) bei Störung der Artikulation mit Sigmatismus (Häufigkeit 1 x pro Woche, Dauer 45 Minuten, Diagnosegruppe SP3)**. Die Verordnung des Arztes darf bei Therapiebeginn nicht älter als 14 Tage sein (Ausstellungsdatum beachten). Privatpatienten können auch sofort eine Verordnung über 14 Termine erhalten.

Bitte informieren Sie uns telefonisch **bis zum ... (Datum),** ob und an welcher Gruppe Ihr Kind teilnehmen möchte.

Für die häusliche Arbeit während der gesamten Gruppentherapie stellen wir kostenpflichtiges Arbeitsmaterial (... €) zur Verfügung.

Terminabsagen müssen **grundsätzlich** 24 Stunden vor dem Termin (montags bis freitags, auch im Krankheitsfall) in der Praxis eingehen, sonst müssen wir Ihnen den Termin leider privat in Rechnung stellen.
Mit freundlichen Grüßen

(Name Logopädin)

10.2 Elterninformationsbrief

Information zur Gruppentherapie SIGMA PLUS

Liebe Eltern,

Ihr Kind soll in den nächsten Monaten lernen, den Laut /s/ korrekt auszusprechen. Zu diesem Zweck machen wir in der Gruppe Übungen

- zur Verbesserung der Zungenmotorik
- zur Hörunterscheidung von korrektem und fehlgebildetem /s/
- zur Aussprache des Lautes /s/: isoliert, in Silben / Wörtern / Sätzen / in freier Sprache.

Alle Übungen bauen aufeinander auf. In jeder Stunde werden leichtere und schwierigere Übungen angeboten, sodass jedes Kind seinen Fähigkeiten entsprechend gefördert wird.

Um Ihr Kind beim Erlernen des korrekten /s/ zu unterstützen, beachten Sie bitte Folgendes:

- Üben Sie möglichst täglich (mindestens 5 x pro Woche) zu einer festen Tageszeit mit Ihrem Kind nach den Anleitungen, die Sie am Ende jeder Therapiestunde erhalten!
- Falls Sie dabei feststellen, dass die aktuellen Hausaufgaben für Ihr Kind zu schwierig sind, üben Sie die leichteren Aufgaben aus den vorangegangenen Stunden!
- Setzen Sie Ihr Kind dabei nicht unter Druck, die meisten Kinder üben freiwillig und gern! Fragen Sie Ihr Kind, warum es nicht üben möchte.
- Verwandeln Sie nicht den ganzen Tag in eine „Sprachtherapie". Ihr Kind muss auch jetzt die Möglichkeit haben, so zu reden, „wie ihm der Schnabel gewachsen ist".
- Achten Sie darauf, dass Ihr Kind in Ruhe den Mund geschlossen hält und durch die Nase atmet! Sollte Ihr Kind noch einen Schnuller benutzen, am Daumen lutschen o.Ä., so sollte diese Angewohnheit schnellstmöglich aufgegeben werden. Ich bitte in diesem Fall dringend um Rücksprache.

Falls Ihr Kind einmal ausnahmsweise nicht an einem Gruppentherapietermin teilnehmen kann, sagen Sie bitte mindestens 24 Stunden vorher ab. Unser Anrufbeantworter ist dauerhaft eingeschaltet, bitte nennen Sie den Namen Ihres Kindes, den Namen der Therapeutin und den genauen Termin, den Sie absagen möchten. Nicht rechtzeitig abgesagte Therapien müssen wir Ihnen privat in Rechnung stellen.
(1 x Gruppe: ... € RVO / ... € vdek).

Zusätzlich zu den Therapiekosten, die die Krankenkasse übernimmt, entstehen Materialkosten für Kopien sowie Spiel- und Therapiematerialien, die Ihr Kind mit nach Hause nimmt. Wir berechnen dafür einmalig ... € (zu zahlen in der zweiten Therapiestunde oder auf dem Elternabend).

Therapietermine: Die Therapiestunden beginnen immer pünktlich am ... (Wochentag) um ... Uhr.

Viel Spaß und Erfolg!

10.3 Elterninformation / Elternabend SIGMA PLUS

MUNDMOTORIK

Gründe für die Mundmotorik bei Artikulationstherapie

Für die korrekte Bildung von Lauten und dabei v.a. der /s/-Laute sind Feineinstellungen der Gesichtsmuskulatur notwendig. Das bedeutet, dass die Muskulatur des Mund- und Gesichtsbereiches fein aufeinander abgestimmte Bewegungen vollziehen können muss, um einen Laut korrekt zu bilden.
In vielen Fällen liegt bei Problemen mit der korrekten Bildung der /s/-Laute eine Schwäche in der Gesichtsmuskulatur vor, sodass die beteiligten Muskelgruppen nicht zu koordiniertem Arbeiten in der Lage sind.
Die mundmotorischen Übungen innerhalb der Artikulationstherapie sind notwendig, um die /s/-Laute korrekt artikulieren zu können.

Beispiel: Zunge im Mund hoch und runter

Einfluss der Körperhaltung auf die Durchführung der Mundmotorik-Übungen

Damit mundmotorische Übungen den gewünschten Effekt erzielen, sollte man beim Durchführen auf einige Dinge achten.
Beim Üben eine aufrechte und flexible Körperhaltung einnehmen.
Eine schlaffe Haltung der Gesamtkörpermuskeln hat eine schlaffe Gesichtsmuskulatur zur Folge, da alle Muskelsysteme des Körpers miteinander in Verbindung stehen.
Für die mundmotorischen Übungen besonders wichtig ist allerdings die gerade Kopfhaltung, da nur so effektive Zungen- und Lippenübungen möglich sind. Diese hat aufgrund der Nähe zum Mund besonders großen Einfluss auf die Zungen- und Lippenmotorik.

Beispiel: überstreckter Kopf

Bedeutung von Zungenruhelage und Mundschluss und deren Festigung im Alltag

Die korrekte Ruhelage der Zunge ist am „Schlafplatz“, d.h. am Gaumen hinter den oberen Schneidezähnen. Sucht sich nämlich die Zunge die Zähne als Widerlager, so kann dies zu Zahnfehlstellungen führen, da die Zunge über enorme Kraft verfügt. Liegt die Zunge am „Schlafplatz“, so können die Zähne und Lippen geschlossen werden. Die Atmung erfolgt daraufhin durch die Nase.
Die Nasenatmung ist aufgrund der Funktionen der Nase (Reinigung/Anfeuchtung/Erwärmung der Atemluft) wesentlich gesünder als die Mundatmung. Außerdem fördert eine geschlossene Mundhaltung das Gleichgewicht der Gesichtsmuskulaturen, was für die Artikulation von Bedeutung ist.
Daher sollte versucht werden, die korrekte Zungenruhelage in Kombination mit dem Mundschluss im Alltag umzusetzen.
Umsetzungshilfen für den Alltag:

- Malen
- Erinnerungspunkte

Gründe für regelmäßiges Üben der Mundmotorik (auch nach Übungsbeherrschung)

Das regelmäßige Üben der mundmotorischen Übungen ist von großer Bedeutung, da man Muskulatur nur über regelmäßiges Training aufbauen kann. Und genau das soll im Mundbereich erzielt werden: der Aufbau von Muskeln.
Wie bei jedem anderen Sport ist es daher wichtig, die Übungen regelmäßig und korrekt durchzuführen, um ans Ziel zu gelangen. Auch wenn die mundmotorischen Übungen beherrscht werden, sollten diese weiter „trainiert“ werden, denn die neuen Bewegungsmuster haben sich noch nicht automatisiert. Das heißt, bei fehlendem weiteren Üben wird die Muskulatur wieder in ihr altes Bewegungsmuster zurückfallen. Erst wenn das aufgebaute Muskeltraining stabilisiert ist und sich neu erlernte Bewegungen automatisiert haben, kann man das gezielte Üben reduzieren.

Elterninformation / Elternabend SIGMA PLUS

HÖRÜBUNGEN

Bedeutung der Hörübungen

Ein wichtiges Element der Therapie liegt in der Erkenntnis der Kinder, dass und vor allem wann ihre Artikulation nicht korrekt ist. Die Hörübungen sollen sie für die /s/-Laute sensibel machen.

Die korrekten /s/-Laute (Biene/Schlange mit Zunge hinter den Zähnen) sollen gegen die inkorrekten /s/-Laute (Biene/Schlange mit Zunge zwischen den Zähnen) abgegrenzt werden.

Anfangs sollen diese Laute isoliert unterschieden und korrekt zugeordnet werden. Danach folgt die Zuordnung auf Silben- und später auf Wortebene.

Das Mundbild wird bei den Hörübungen stets verdeckt, damit der Laut gehört und nicht vom Mundbild abgelesen wird.

ARTIKULATION

Voraussetzungen für die korrekte Bildung der /s/-Laute sind:

- ausreichende mundmotorische Fähigkeiten (v.a. Zungenmotorik)
- angemessene Luftstromlenkung und -dosierung
- ausreichende Hörwahrnehmung

Reihenfolge der Erarbeitung

- Anbahnung und Festigung der Einzellaute
- Festigung der erlernten Laute in der Silbe am Anfang, in der Mitte und am Ende. (Die „neuen" Laute sollen mit anderen Lauten verbunden werden.)
- Festigung der erlernten Laute im Wort am Anfang, in der Mitte und am Ende. (Die erlernten Laute sollen nun anstelle der fehlgebildeten Laute in sinnvollen, bekannten Wörtern eingesetzt werden.)
- Übungen zur Automatisierung der erlernten Laute im Satz. (Anwenden der erlernten Laute in einfachen und erweiterten Sätzen. Die Konzentration auf das einzelne Wort wird abgebaut.)
- Anwendung der erlernten Laute in sogenannter gelenkter Rede. (Die Laute werden in freier Formulierung, in der die Ziellaute möglichst häufig vorkommen, angewendet.)
- Übertragung der erlernten Laute in die Spontansprache. (Anwenden der Laute im ungelenkten Sprechen, außerhalb der Übungssituation.)

Korrigierte Rückmeldung

Diese Vorgehensweise hat nichts mit Korrektur im üblichen Sinne zu tun, das Kind wird nicht direkt korrigiert, sondern erhält auf seine sprachlichen Äußerungen eine Rückmeldung in korrigierter Form. Es fühlt sich dadurch nicht ermahnt, sondern erhält einen Sprechanreiz, der sich positiv auf sein Gesprächsverhalten auswirkt. Das Kind hört so immer wieder die richtige Aussprache, hat aber nicht das Gefühl, falsch zu sprechen und kann selbst entscheiden, ob es den Satz (bzw. die /s/-Laute) noch einmal aufgreifen möchte.

Klopfzeichen

Um dem Kind die Übertragung der korrekten /s/-Laute in seine Spontansprache zu erleichtern, wird ein Klopfzeichen eingeführt. D.h., es wird durch ein Klopfzeichen darauf aufmerksam gemacht, immer wenn ein /s/ falsch gebildet wird. Sobald die Therapie so weit fortgeschritten ist, dass dies vom Kind geleistet werden kann, wird das Klopfzeichen zunächst im Rahmen der Therapie eingeführt.

Bei beginnender Übertragung der korrekten /s/-Laute in die Alltagssprache sollte das Klopfzeichen in bestimmten Zeiträumen auch zu Hause angewendet werden.

Ab wann es auch im Alltag verwendet werden soll, wird den Eltern zu gegebenem Zeitpunkt mitgeteilt.

Anlage Elterninformation:

10.6 Clowns-Zungensportübungen Teil 1
Clowns-Zungensportübungen Teil 2

10.4 Material Zungenmotorik: Mausgedicht

Eine kleine Maus
guckt aus ihrem Haus, (Zunge herausstrecken)
guckt mal hier und guckt mal da, (Zunge nach rechts und links in den Mundwinkel)
guckt mal überall. (Zunge kreist um die Lippen)

Abends geht die Katze aus,
die Maus schlüpft in ihr Mausehaus
und zittert!
(Zunge geräuschvoll in den Mund ziehen und dann in die Wagen stecken und „zittern“ lassen)
Ist die Katze dann vorbei,
macht die Maus `nen Freudenschrei! (mit der Zunge bei geöffnetem Mund ein Geräusch machen)

10.5 Material Zungenmotorik: Zungenübungen (Zungensport I, II)

Bei geöffnetem Mund die Zunge an den Schlafplatz legen! Dann die Zähne locker zusammenbeißen und die Lippen schließen! So halten und bis 5/10 etc. zählen bzw. eine Handlung ausführen!

Bei geöffnetem Mund und geschlossenen Zahnreihen breit lächeln, kurz halten! Dann die Lippen zum Kussmund spitzen, kurz halten! Im Wechsel!

Bei weit geöffnetem Mund die Zungenspitze nach oben heben, kurz halten! Dann die Zungenspitze nach unten strecken, kurz halten! Im Wechsel!

Bei weit geöffnetem Mund die Zungenspitze in einen Mundwinkel strecken! Dann die Zungenspitze in den anderen Mundwinkel schweben lassen, ohne die Unterlippe dabei zu berühren! Im Wechsel!

Bei weit geöffnetem Mund die Zungenspitze an den Schlafplatz heben, kurz halten! Dann die Zungenspitze an den Mundboden legen, kurz halten! Im Wechsel!

Bei weit geöffnetem Mund mit der Zungenspitze an den Außenflächen der oberen Zähne von einer Seite zur anderen ganz langsam entlangfahren! Dann ebenso an den Außenflächen der unteren Zähne!

Bei geschlossenen Lippen die Zungenspitze im Mundvorhof langsam kreisen lassen! Mehrmals!

Bei geschlossenen Lippen die Zungenspitze fest in eine Wange drücken, kurz halten, evtl. mit dem Finger von außen Gegendruck geben! Dann ebenso in die andere Wange drücken! Im Wechsel!

10.6 Clowns-Zungensportübungen Teil 1

Jeden Tag trainieren (jede Übung 3 x)!

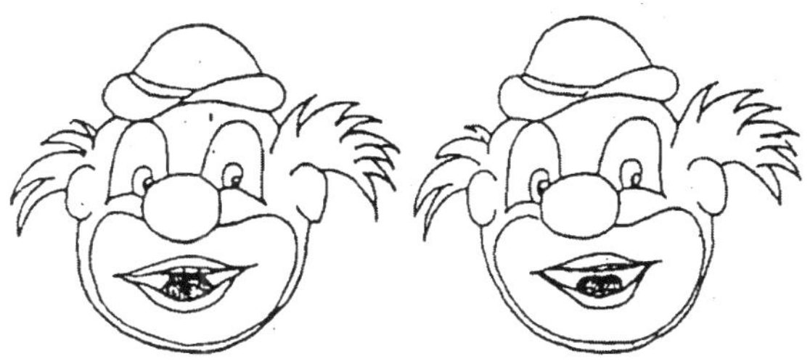

Bei weit geöffnetem Mund die Zungenspitze an den Schlafplatz heben, kurz halten! Dann die Zungenspitze an den Mundboden legen, kurz halten! Im Wechsel!

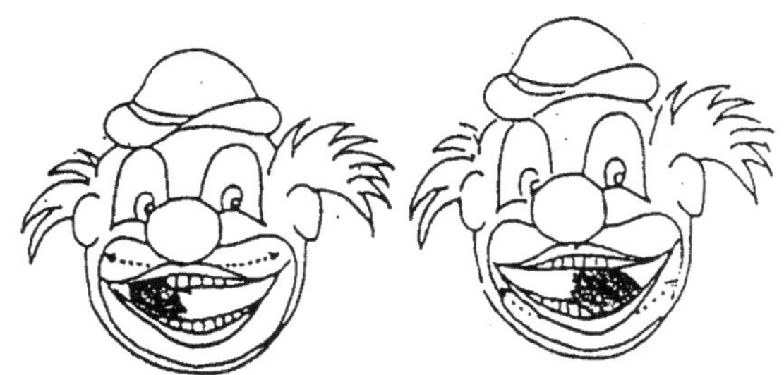

Bei weit geöffnetem Mund mit der Zungenspitze an den Außenflächen der Zähne von einer Seite zur anderen ganz langsam entlangfahren! Dann ebenso an den Außenflächen der unteren Zähne!

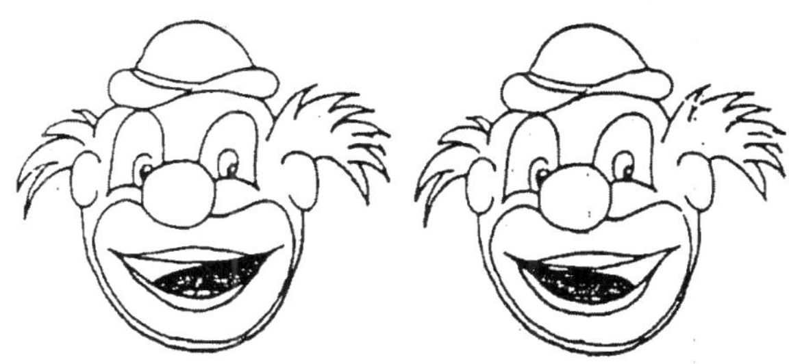

Bei weit geöffnetem Mund die Zungenspitze in einen Mundwinkel strecken. Dann die Zungenspitze in den anderen Mundwinkel schweben lassen, ohne die Unterlippe zu berühren! Im Wechsel!

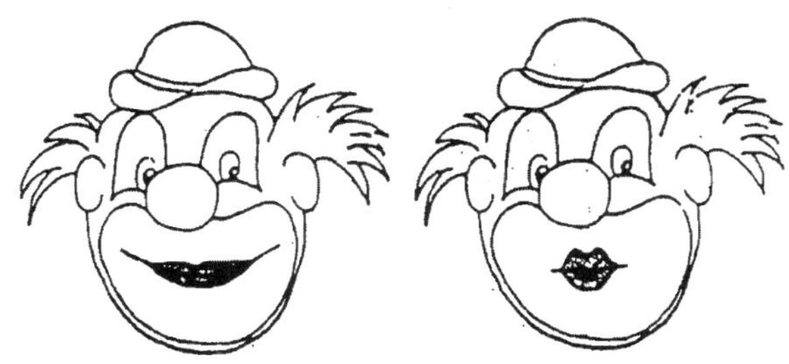

Bei geschlossenem Mund breit lächeln, kurz halten! Dann die Lippen zum Kussmund spitzen, kurz halten! Im Wechsel!

10.6 Clowns-Zungensportübungen Teil 2

Jeden Tag trainieren (jede Übung 3 x)!

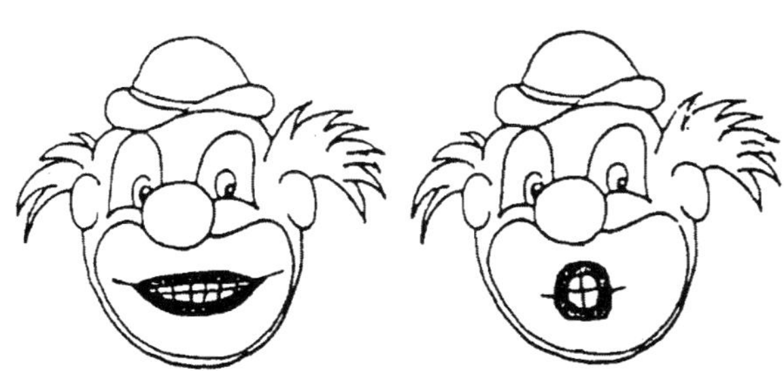

Bei geöffnetem Mund breit lächeln, kurz halten! Dann die Lippen zu einer Schnute formen, kurz halten! Im Wechsel!

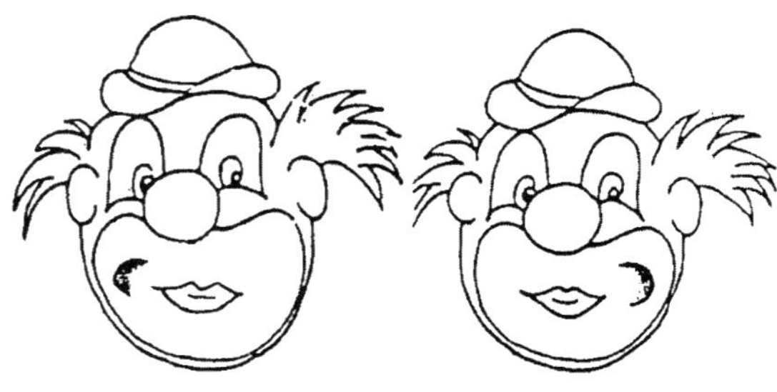

Bei geschlossenen Lippen die Zungenspitze fest in eine Wange drücken, kurz halten, evtl. mit dem Finger von außen Gegendruck geben! Dann ebenso in die andere Wange drücken! Im Wechsel!

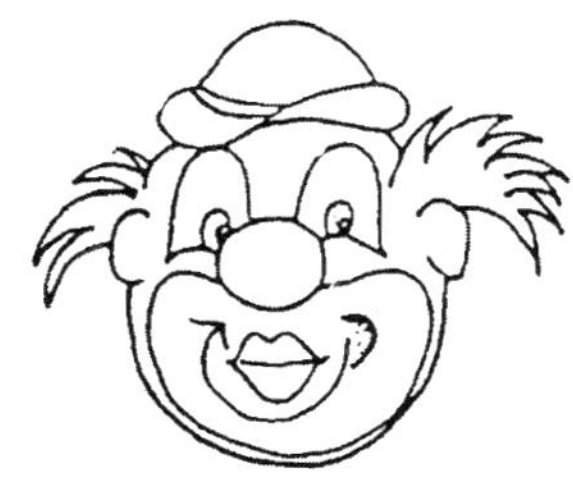

Bei geschlossenen Lippen die Zungenspitze im Mundvorhof kreisen langsam kreisen lassen! Mehrmals!

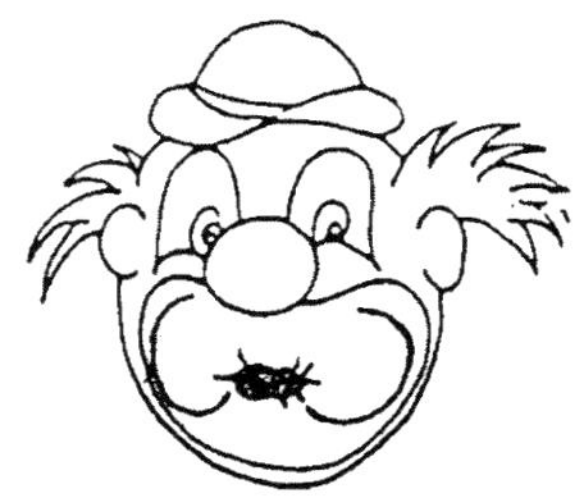

Wangen aufblasen und Lippen fest schließen, sodass keine Luft herauskommt, kurz halten! Mehrmals!

10.7 Material Zungenmotorik: Zungenruhelage

Viele Kinder, die den Laut /s/ interdental (mit der Zunge zwischen den Zähnen) aussprechen, haben auch eine inkorrekte Zungenruhelage. Normalerweise befindet sich die Zunge in Ruhe am Gaumen, die Zungenspitze liegt dabei an der kleinen Erhebung direkt hinter den oberen Schneidezähnen, jedoch ohne diese zu berühren. Der Mund ist dabei geschlossen, sodass man durch die Nase atmet. Eine korrekte Zungenruhelage ist die Voraussetzung für eine korrekte Aussprache. Sie beeinflusst außerdem die Kieferform und die Zahnstellung. Ein guter Mundschluss und die damit verbundene Nasenatmung gewährleisten die Anfeuchtung, Erwärmung und Reinigung der Atemluft und schützen so vor allzu häufigen Infekten im Hals-Nasen-Ohren-Bereich.

Für Ihr Kind geht es jetzt zunächst darum, den „Zungenschlafplatz“ aufzufinden, um dann für einen immer längeren Zeitraum dort zu bleiben. Sie können das Einnehmen des „Zungenschlafplatzes“ zu Beginn gezielt mit Ihrem Kind üben und Ihr Kind dann später im Alltag ab und zu daran erinnern.

Erklärung für Ihr Kind:
Wenn wir nicht essen und nicht sprechen, hat die Zunge nichts zu tun. Dann legt sie sich an ihren Schlafplatz und ruht sich aus. Damit es schön dunkel ist, bleibt der Mund zu.

10.8 Vorlagen für isolierte Lautbildung /s/, /z/

Material: Artikulation stimmhaftes /s/ isoliert

Aufgabe: Lass die Bienen mit einem Buntstiftstrich in das Bienenhaus fliegen und lass sie dabei mit dem Bienengeräusch summen.

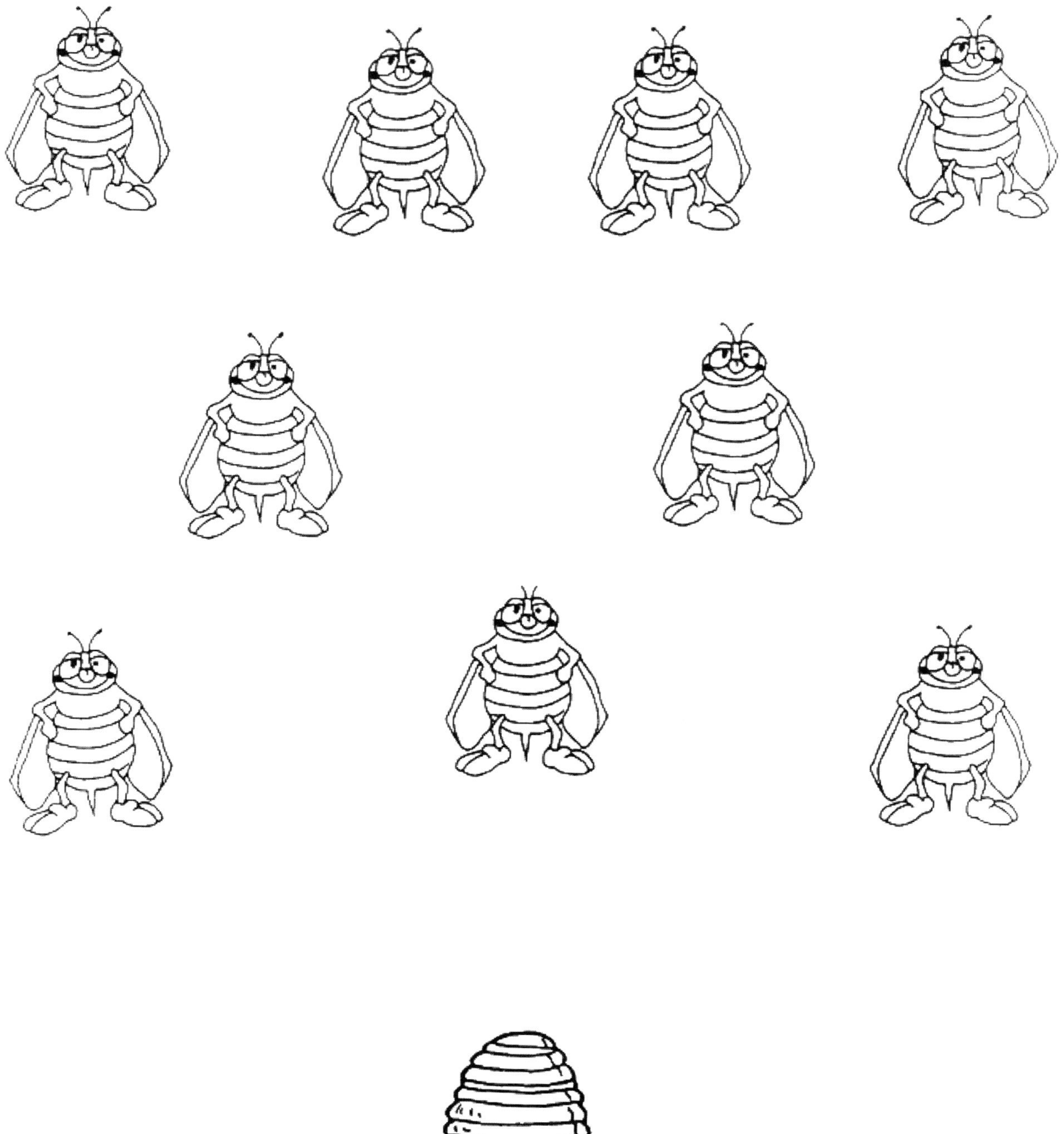

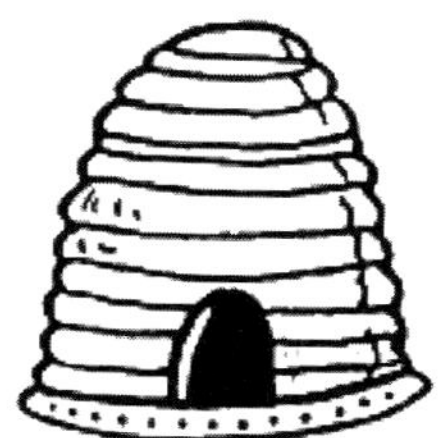

Material: Artikulation /s/ isoliert

Aufgabe: Die Bienen wollen nach Haus zu ihrem Bienenstock fliegen. Hilf ihnen dabei! Lass sie summen (mach also ein Bienengeräusch mit der Zunge hinter den Zähnen) und zum Bienenstock fliegen (verbinde die Bienen mit einem Buntstift mit ihrem Haus)! Jeden Tag kannst du eine andere Farbe benutzen.

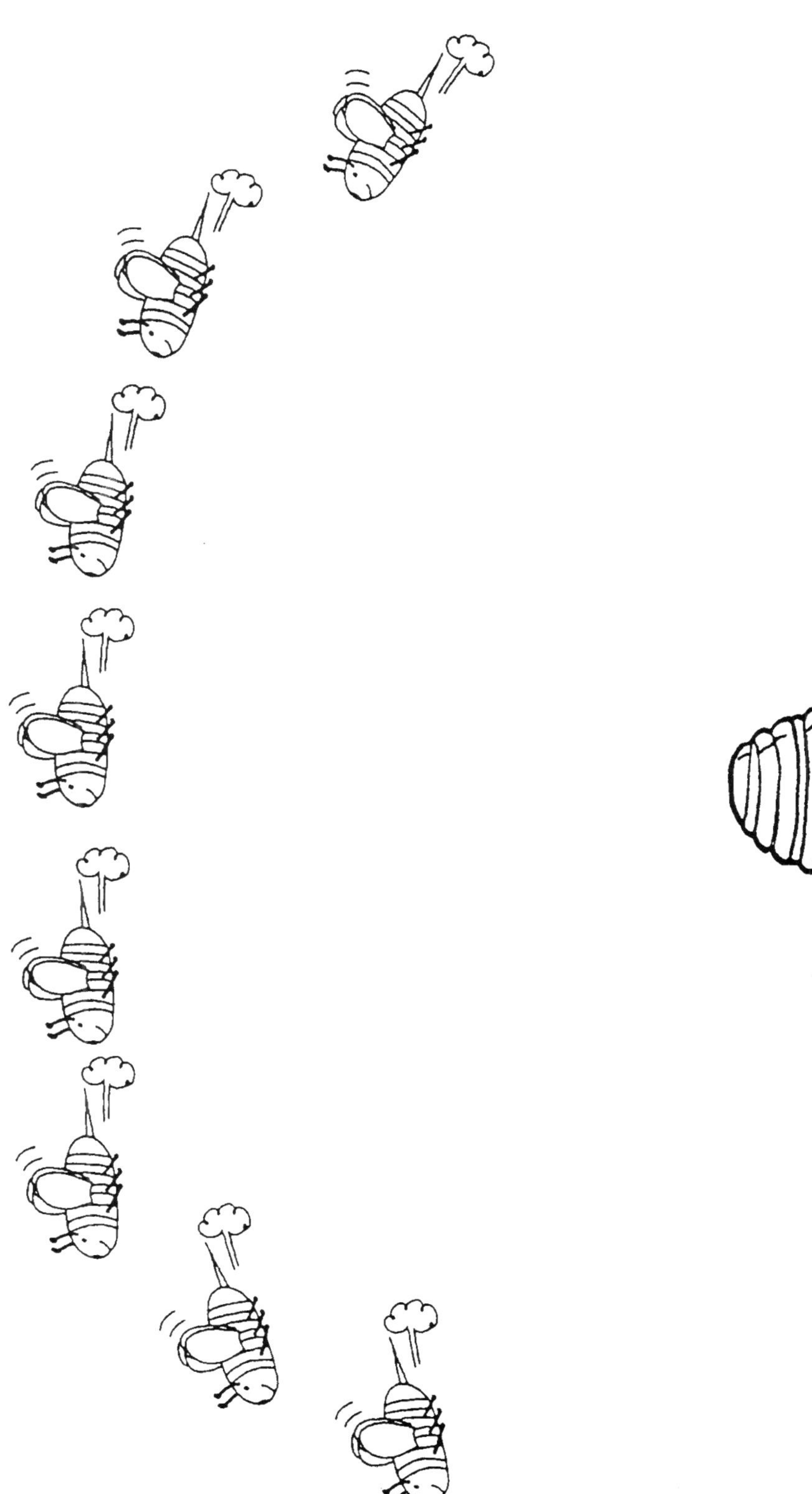

Material: Artikulation /z/ isoliert

Aufgabe: Die Schlangen wollen nach Hause zu ihrem Stein kriechen. Hilf ihnen dabei! Lass sie zischen (mach also ein Schlangengeräusch mit der Zunge hinter den Zähnen) und zum Stein kriechen (verbinde die Schlangen mit einem Buntstift mit ihrem Haus)! Jeden Tag kannst du eine andere Farbe benutzen.

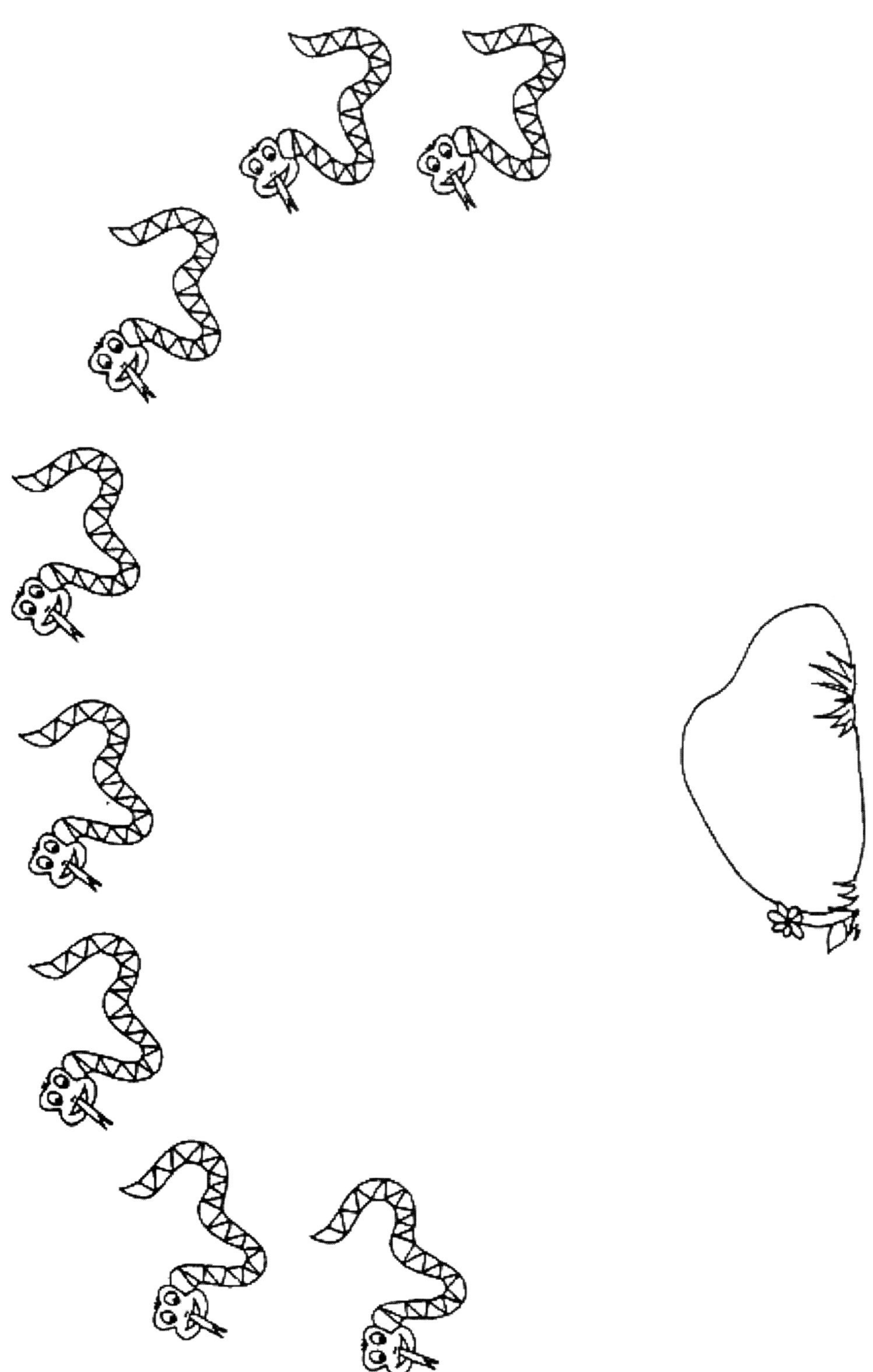

10.9 Hören /s/, /z/ oder /sch/

Material: /s/, /z/ – Wortonset rezeptiv

Aufgabe: Finde heraus, ob im Namen der Dinge ein Bienen- oder Schlangengeräusch zu hören ist oder nicht! Male alle Dinge mit einem Bienengeräusch im Namen gelb an und alle Dinge mit einem Schlangengeräusch grün! Alle anderen Dinge sollen weiß bleiben.

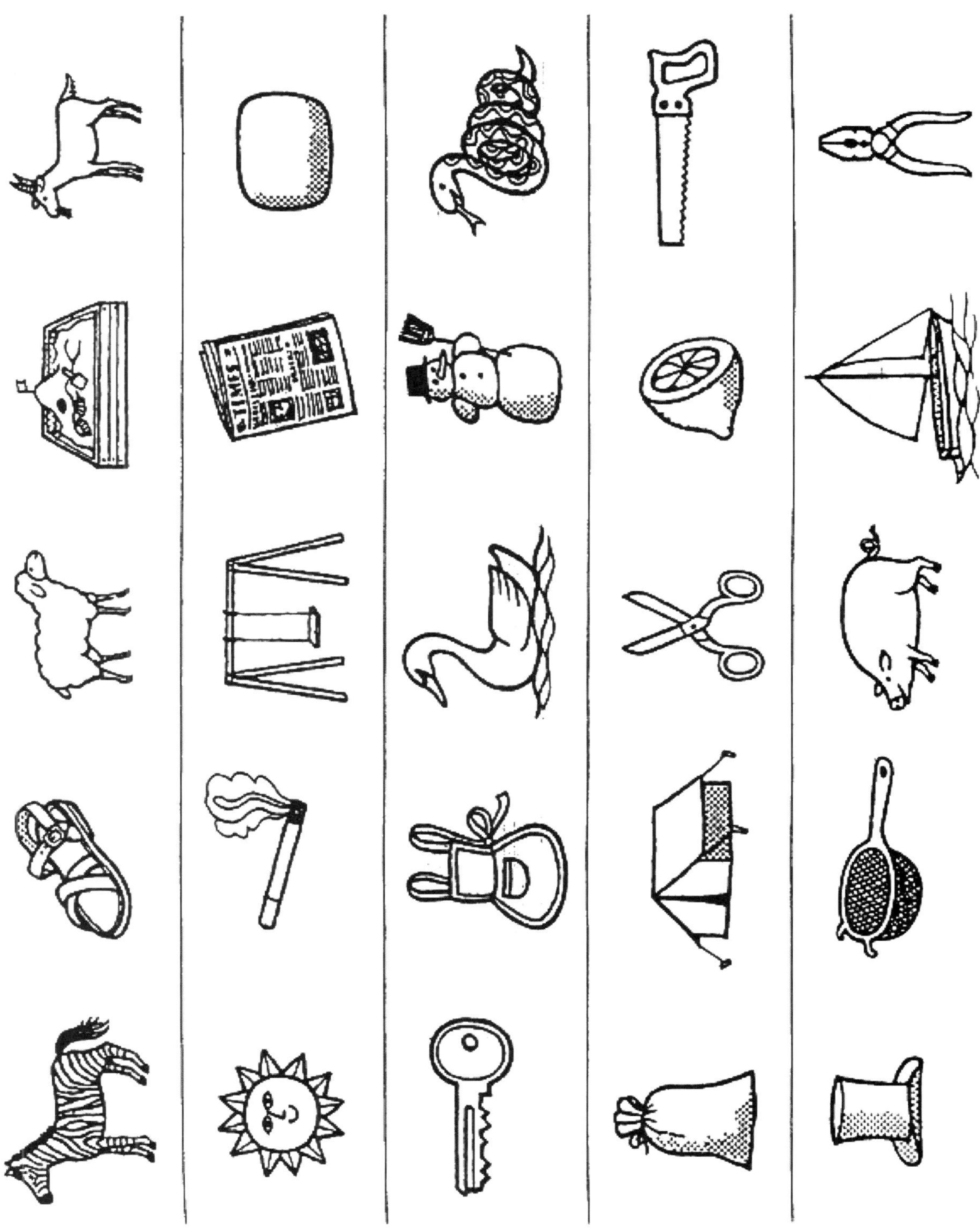

10.10 Vorlagen für Silbenübungen mit /s/ und /z/

Material: Artikulation stimmhaftes /s/ – Silben

Aufgabe: Lass die Biene zu den verschiedenen Blumen fliegen und verbinde dabei das Bienengeräusch mit den Blumengeräuschen (sa; so; si; se; su)

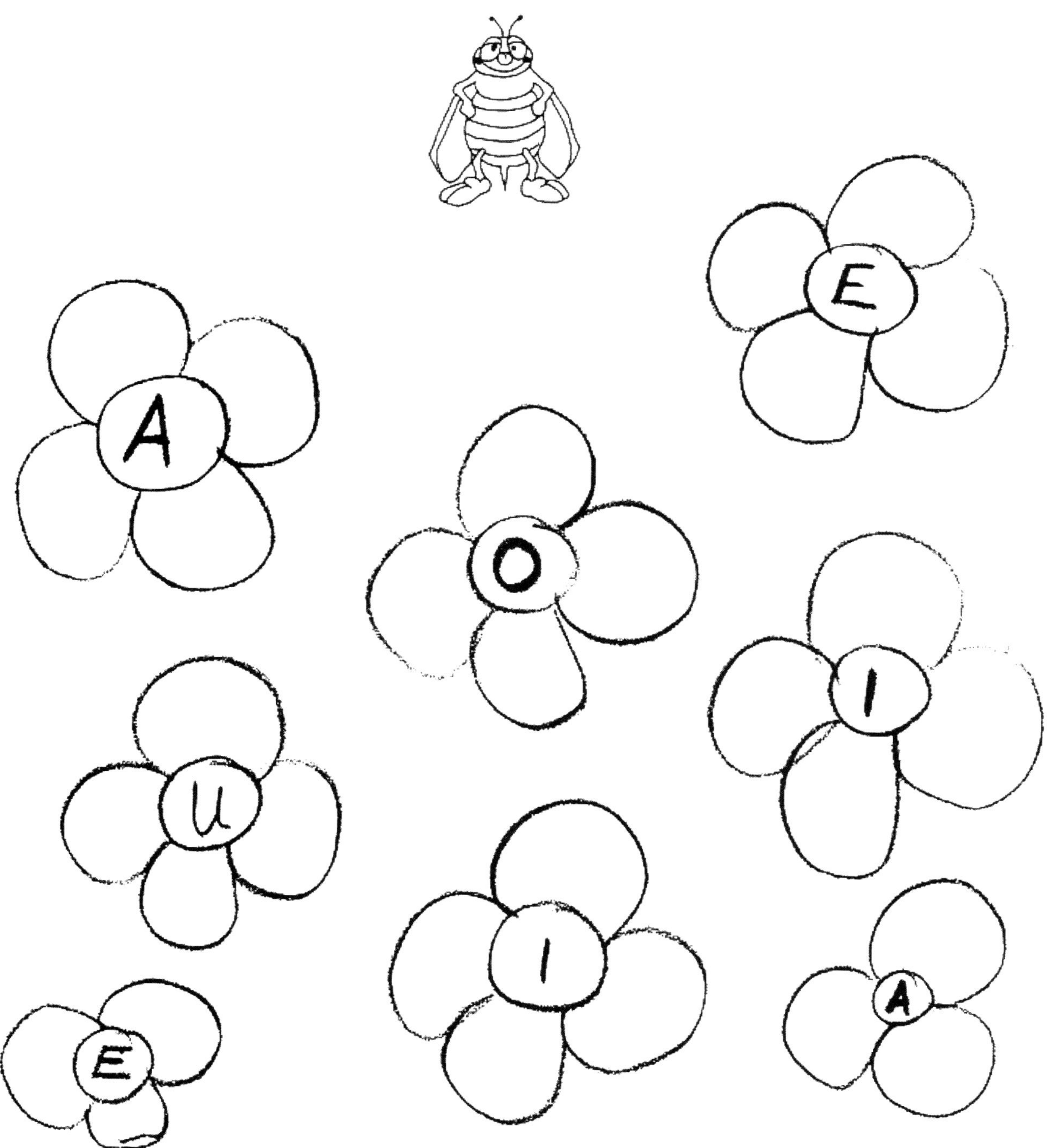

Material: /s/, /z/ – Silbenonset expressiv – SI-SA-SO-Sprache

Aufgabe: Verbinde mit einem Buntstift die Biene/Schlange mit dem Bild gegenüber und sage dabei das richtige Quatschwort (z.B. so, zi, sa, ze usw). Jeden Tag kannst du eine andere Farbe nehmen, bis du ein buntes Streifenbild hast.

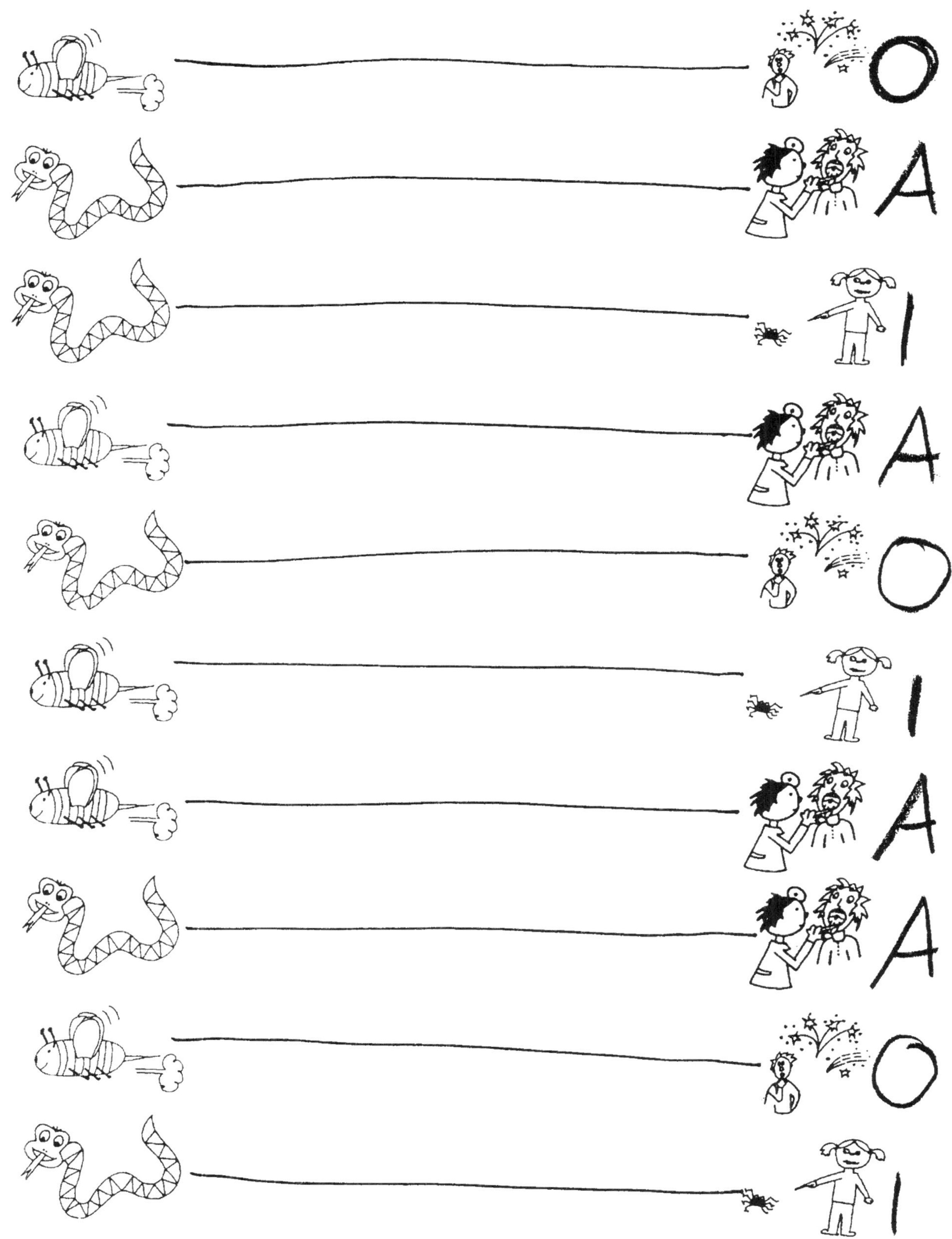

Material: /s/, /z/ – Silbenonset expressiv

Aufgabe: Für dieses Spiel brauchst du einen Farbwürfel. Male je eine Biene und je eine Schlange in einer Farbe des Würfels an. Wenn du nun z.B. die rote Biene würfelst, sagst du das Quatschwort der roten Biene (Zunge hinter den Zähnen). Gelingt dir das, darfst du ein Quatschwort durchstreichen. Lass die Bienen so lange miteinander reden, bis sie sich alles erzählt haben.

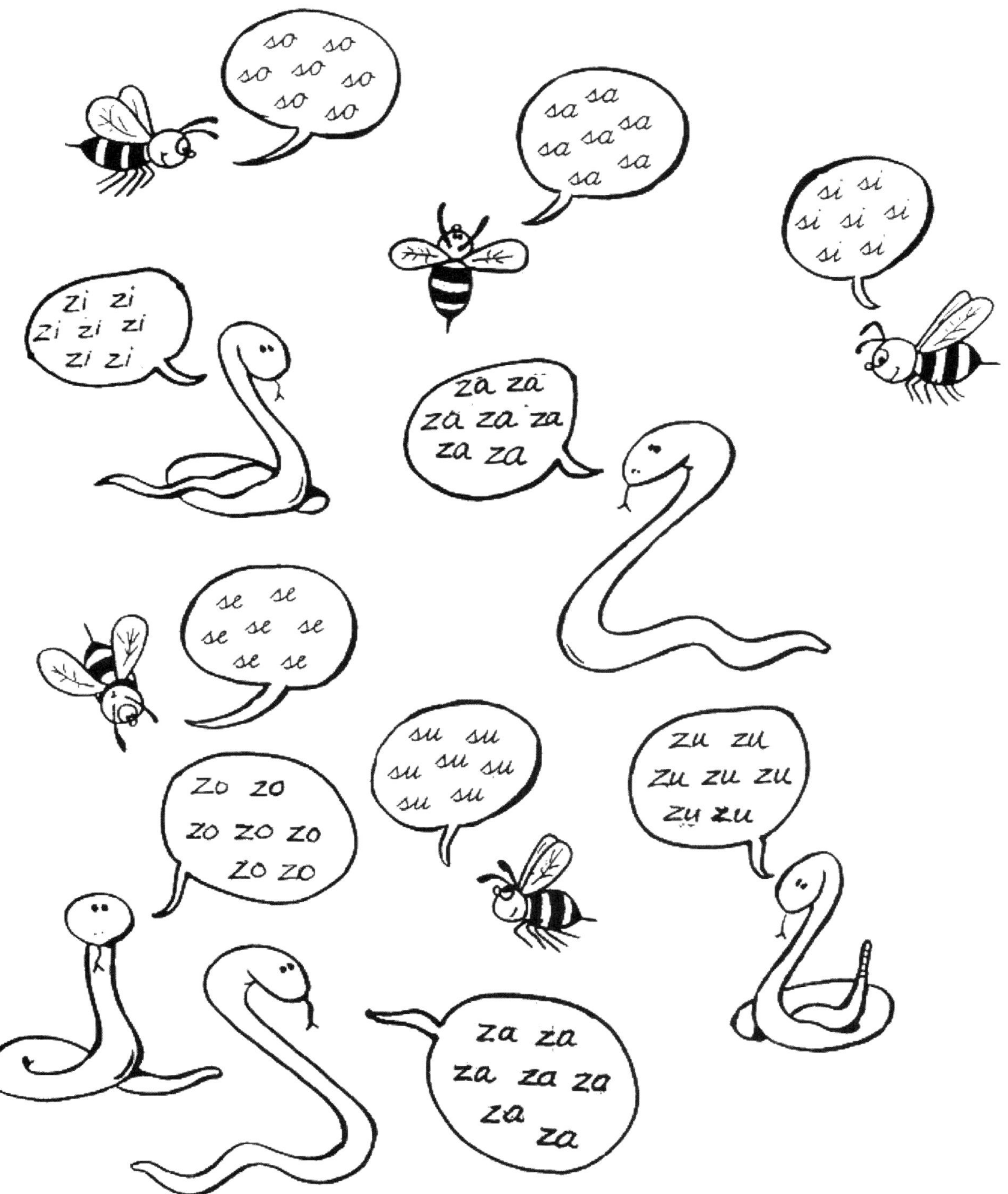

Für 8- bis 12-Jährige
Material: Silbenkarten

SILBEN SPRACHE LESEN

(Karten ausschneiden)

SA	SE	SI
SO	SU	SAU
AS	ES	IS
OS	US	AUS

ASA	ESE	ISI
OSO	USU	ASA
SIM	SEM	SAM
SOM	SUM	SIM
MIS	MAS	MUS

Für 8- bis 12-Jährige
Material: 5 Mäuse im Haus verstecken nach den Regeln von „Schiffe versenken"; die Räume haben seltsame Name: Sasa oder Seso (statt A1, B4 ...)
(zu zweit spielen)

	SA	SE	SI	SO	SU	SEI
SA						
SE						
SI						
SO						
SU						
SEI						

	SA	SE	SI	SO	SU	SEI
SA						
SE						
SI						
SO						
SU						
SEI						

Für 8- bis 12-Jährige
Material: /s/, /z/ – Silben alle Positionen expressiv

Aufgabe: Die Raumschiffe haben seltsame Namen. Wenn du sie richtig aussprechen kannst (Zunge hinter den Zähnen), darfst du sie anmalen. Dann können sie abheben.

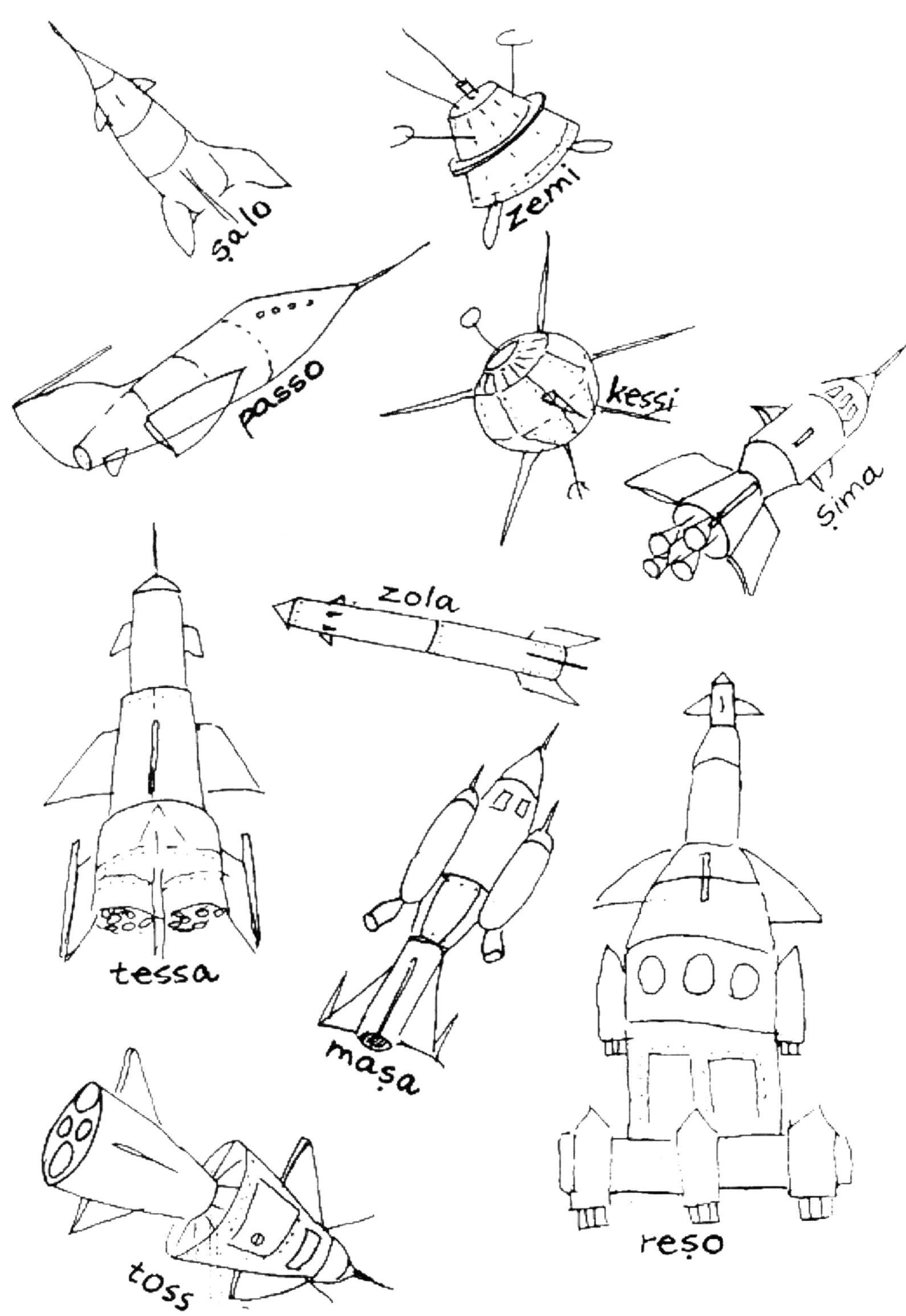

10.11 Informationen für Eltern: Phonologie vs. Schreibweise

Biene = Summen = stimmhaftes /s/
Das stimmhafte /s/ kommt im Deutschen am Wortanfang (z.B. Sonne, Segel, Sahne, Sieb etc.) und in der Wortmitte (z.B. Hose, Nase, Rose, lesen) vor, aber nicht am Wortende, dort wird es immer zum stimmlosen /s/ (sogenannte Auslautverhärtung des Deutschen).

Schlange = Zischen = stimmloses /s/
Das stimmlose /s/ kommt im Deutschen in der Wortmitte (z.B. Wasser, Tasse, lustig) und am Wortende (z.B. nass, Bus, Eis, Gans) vor. Es wird auch als /ß/ geschrieben, bleibt aber beim Sprechen trotzdem ein stimmloses /s/ (z.B. reißen, draußen). Im Deutschen gibt es kein stimmloses /s/ am Wortanfang.

Andere Zischlaute
Die Sprech- und Schreibweise des Deutschen ist nicht eins zu eins geregelt. Richten Sie sich bei den Wortübungen nur nach dem, was Sie hören und sprechen, nicht nach der Schreibweise, denn für Ihr Kind geht es in der Therapie ja um die korrekte Aussprache, nicht ums Schreiben.

Deshalb: /sch/ zählt nicht mit, es ist ein anderer Laut als /s/ und wird ganz anders gebildet. Gerade bei Konsonantenverbindungen lässt man sich als Erwachsener oft von der Schreibweise leiten (z.B. schreibt man <springen>, spricht aber /schpringen/, ebenso <Stau>, gesprochen /Schtau/, <Sport>, gesprochen /Schport/). Diese Wörter enthalten keine /s/!

10.12 Zählen mit /s/ und /z/

Material: Artikulation stimmhaftes/stimmloses /s/ – Zahlen

Aufgabe: In welchen Zahlen kommt ein Bienen- oder ein Schlangengeräusch vor?

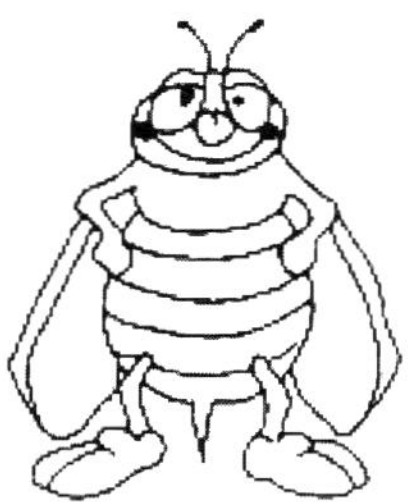

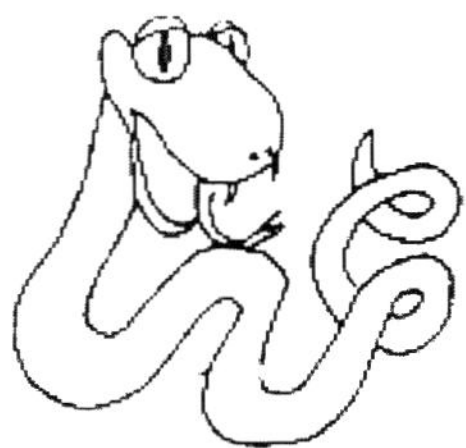

1

2

3

4

5

6

7

8

9

10

11

12

13

14

15

16

20

30

10.13 Sprüche mit /s/ und Zungenbrecher

Sprüche mit /s/:

Nimm dir was, so hast du was.
Jedem das Seine.
Was sein muss, muss sein.
Was ich nicht weiß, macht mich nicht heiß.

Ein Auto fuhr durch Gossensass
und kam in eine Soßengass,
sodass die ganze Gassensoß
sich über die Insassen goss.

Der Abend ist dem Sänger sehr gelungen,
er hat den Saal in Kürze leer gesungen.

Abzählreim:
Ix, ax, ux, der rote Fuchs,
die graue Maus und du bist raus.

Zungenbrecher:

Esel essen Nesseln nicht, Nesseln essen Esel nicht.

Bürsten mit weißen Borsten bürsten nicht besser als Bürsten mit schwarzen Borsten.

Der Potsdamer Postkutscher putzt den Potsdamer Postkutschwagen.

Fischers Fritze fischte frische Fische, frische Fische fischte Fischers Fritze.

Zwischen zweiundzwanzig schwankenden Zwetschgenzweigen,
schweben zweiundzwanzig schwarze zwitschernde Schwalben.

Messwechsel und Wachsmaske, Wachsmaske und Messwechsel.

Der Whiskymixer mixt den Whisky.

Der Eisbär eilt den Eisberg hinunter,
der Eisbär denkt der Eisberg geht unter.

Der Flugplatzspatz nahm auf dem Blatt Platz.
Auf dem Blatt nahm der Flugplatzspatz Platz.

Zwanzig Zwerge machen Handstand,
Zehn im Wandschrank und zehn am Sandstrand.

Auf den sieben Robbenklippen
saßen sieben Robbensippen,
die sich in die Rippen stippen,
bis sie von den Klippen kippen.

Zehn Ziegen zogen zehn Zentner Zucker zum Zoo.

Ein chinesischer Chirurg schenkt tschechischen Skifreunden
frisch gebackene Schrimps.
Frisch gebackene Schrimps
schenkt ein chinesischer Chirurg tschechischen Skifreunden.

10.14 Diagnostikbogen für Abschlussstunde

Abschlussdiagnostik: Therapeut: ______________________

Patienten-Name: ______________________ Testdatum: ______________________

1. Situationsbild, **20 Wörter mit /s/** suchen (An-, In-, Auslaut)
   /s/ regelrecht: Anzahl______________________
   /θ/ interdental/addental: Anzahl______________________

Anlaut /s/	Inlaut /s/	Auslaut /s/	Anlaut /θ/	Inlaut /θ/	Auslaut /θ/

2. **20 Wörter mit /s/** Therapeut: ______________________

   Wiederholung der Testung am: ______________________
   /s/ regelrecht: Anzahl ______________________
   /θ/ interdental/addental: Anzahl ______________________

Anlaut /s/	Inlaut /s/	Auslaut /s/	Anlaut /θ/	Inlaut /θ/	Auslaut /θ/

3. ggf. Diagnostik (Situationsbild) **20 Wörter mit /sch/** Therapeut: ______________________

   Testdatum:______________________
   /sch/ regelrecht: Anzahl ______________________
   /sch/ interdental/addental/lateral: Anzahl ______________________

Anlaut /s/	Inlaut /s/	Auslaut /s/	Anlaut /θ/	Inlaut /θ/	Auslaut /θ/

10.15 Anschreiben zum Fragebogen zur Effektivität des SIGMA PLUS-Programms

Logopädische Praxis Karen Grosstück
Staatl. anerkannte Logopädin
Kattjahren 8
22359 Hamburg
Tel.: 040-603 23 47

Familie
(Name und Adresse)

24.08.2009

Sehr geehrte Familie (Nachname),

(Vorname) hat ab dem (Datum) in unserer Praxis an einer Gruppenbehandlung des Sigmatismus (Lispeln) teilgenommen.

Um die Wirksamkeit dieses Behandlungskonzeptes in Hinblick auf seine langfristige Effektivität hin zu untersuchen, möchte ich Sie bitten, mir dazu einige Fragen zu beantworten.

Die Auswertung der Daten erfordert die Kenntnis des aktuellen Alters und des Alters zum Zeitpunkt der Gruppentherapie sowie des Geschlechts Ihres Kindes. Der Name Ihres Kindes wird nicht erfragt, denn die Ergebnisse werden anonymisiert.

Die Ergebnisse der Umfrage werden dann in mein Buch zum Konzept der Gruppentherapie des Sigmatismus SIGMA PLUS mit einfließen. Dieses Buch soll Anfang 2010 im Schulz-Kirchner Verlag als Fachbuch für Logopäden und Sprachtherapeuten erscheinen.

Bitte füllen Sie den beiliegenden dreiseitigen Fragebogen so gut wie möglich aus und schicken ihn mir dann bis spätestens zum **30. September 2009** zurück oder faxen ihn an die Nummer (040) 603 23 48. Vielen Dank im Voraus für Ihre Unterstützung.

Mit herzlichen Grüßen

Karen Grosstück

Anlage

10.16 Fragebogen zur Effektivität des SIGMA PLUS-Programms

bitte bis spätestens 30.09.2009 zurücksenden oder faxen an:

Logopädische Praxis
Karen Grosstück
Kattjahren 8
22359 Hamburg
Fax: (040) 603 23 48

FRAGEBOGEN zur Wirksamkeit der Sigmatismusbehandlung in einer Gruppe nach dem SIGMA PLUS-Ansatz von K. Grosstück

1. **Mein Kind ist jetzt:** _________ Jahre alt und □ **männlich** / □ **weiblich**

2. **Mein Kind hat im Jahr:**

□ 2003	□ 2006
□ 2004	□ 2007
□ 2005	□ 2008

an der Gruppentherapie SIGMA PLUS in der Praxis K. Grosstück **teilgenommen**.

3. **Mein Kind war zum Zeitpunkt der Behandlung:**

□ 4 Jahre	□ 5 Jahre	□ 6 Jahre	□ 7 Jahre	
□ 8 Jahre	□ 9 Jahre	□ 10 Jahre	□ 11 Jahre	□ 12 Jahre alt

4. **Vor der Sigmatismustherapie in der Gruppe hatte mein Kind**

□ keine Sprachtherapie/Logopädie

□ eine logopädische Einzeltherapie wegen einer Sprachstörung (nicht das Lispeln)

□ eine logopädische Einzeltherapie wegen Lispelns in einer anderen Praxis

□ eine logopädische Einzel- oder Gruppentherapie zur Verbesserung der Mundmotorik und/oder des Schluckens (in der Praxis Grosstück oder einer anderen Praxis)

5. **Die Gruppentherapie hat mein Kind direkt nach Abschluss der SIGMA PLUS-Gruppe**

□ **mit gutem Erfolg beendet** (wir brauchten im Anschluss an die Gruppe keine Anschlussbehandlung wegen Lispelns und es hat im Alltag gut gesprochen)

□ **mit Teilerfolg beendet** (wir brauchten keine Anschlussbehandlung und in der Übungssituation konnte es gut sprechen. Aber im Alltag hat es nicht immer geklappt und wir sollten zu Hause noch weiterüben)

□ **ohne Erfolg beendet** (wir sollten/haben noch weiter an einer Einzeltherapie zur Behandlung des Sigmatismus teilnehmen/teilgenommen oder es sollte zu einem späteren Zeitpunkt noch einmal versucht werden)

6. Wie deutlich spricht Ihr Kind heute?
Bitte schätzen Sie die Aussprache Ihres Kindes ein (Schulnotenbewertung)

1 = sehr gut; 2 = gut; 3 = befriedigend; 4 = ausreichend; 5 = mangelhaft

6.1. Die allgemeine Aussprache (alle Laute/Buchstaben) meines Kindes in Hinblick auf seine Verständlichkeit und Deutlichkeit ist:

1--------------------------2-----------------------------3----------------------------4------------------------------5

6.2. Die Aussprache der /s/-Laute meines Kindes ist in Hinblick auf Korrektheit der Lautbildung und Klang der /s/-Laute:

1--------------------------2-----------------------------3----------------------------4------------------------------5

7. Weitere Sprachtherapie/Logopädie nach der Gruppenbehandlung?

□ Mein Kind brauchte/hatte keine weitere logopädische Behandlung.

□ Mein Kind hatte in der Praxis Grosstück anschließend noch eine weitere Therapie zur Verbesserung der /s/-Laute. Nämlich
  □ Einzeltherapie
  □ Gruppentherapie (MyoTeam zur nachträglichen Verbesserung der Mundmotorik und der Zungenlage)

□ Mein Kind hat nach der Gruppentherapie noch eine weitere logopädische Therapie wegen der Aussprache der /s/-Laute in einer anderen Praxis erhalten.

8. Kieferorthopädische Versorgung

War Ihr Kind vor oder nach der Behandlung des Lispelns in meiner Praxis in kieferorthopädischer Behandlung?

□ Nein, es war keine kieferorthopädische Behandlung erforderlich.

□ Ja, vor Gruppenbehandlung fand eine kieferorthopädische Behandlung statt.

□ Ja, die kieferorthopädische Behandlung fand vor und nach der Gruppenbehandlung statt.

□ Ja, danach fand eine kieferorthopädische Behandlung statt.

9. Wie erinnern Sie sich aus heutiger Sicht an die damalige Gruppenbehandlung? (Mehrfachnennung möglich)

- ☐ Die Gruppentherapie hat meinem Kind damals Spaß gemacht.
- ☐ Mein Kind hat in der Gruppe damals neben dem deutlichen Sprechen der /s/-Laute auch noch andere Dinge gelernt.
- ☐ Die Gruppentherapie war eigentlich nicht besonders förderlich für mein Kind.
- ☐ Es war immer sehr schwierig, mein Kind zu den häuslichen Übungen anzuhalten.
- ☐ Es war schwierig, alle Gruppentermine einzuhalten.
- ☐ Die vorherige Kenntnis aller Gruppentermine hat uns die Planung unseres Alltages erleichtert.
- ☐ Der Elternabend im Rahmen der Gruppentherapie war für uns sehr sinnvoll.
- ☐ Der Elternabend war für uns nicht wichtig.
- ☐ Ich hätte lieber Einzeltherapie wegen des Lispelns für mein Kind bekommen.
- ☐ Die Wartezeit auf die Gruppe war für uns eigentlich zu lang.
- ☐ Die Wartezeit auf die Gruppe war für uns OK.
- ☐ ______________________________
  ____
  ____
  ____
  ____

Herzlichen Dank für die Beantwortung meiner Fragen.
Die Auswertung dieser Umfrage wird in Teilen auch auf der Homepage der Praxis veröffentlicht.
Sie finden die Ergebnisse dann ab Ende Oktober 2009 unter: www.grosstueck-logopaedie.de

Karen Grosstück

10.17 Materialliste*

HABA – Habermaaß, Rodach:	Kofferpacken (Spiel)
Lingoplay, Köln:	Lingo Bingo: Karten mit Bienen/Schlangen (und Hexen)
Mini Lük Westermann Verlag:	Übungshefte (ohne Kasten für die Gruppe) Richtig Sprechen /s/-Übungen zum Sigmatismus ab Vorschule Schwierige Laute Früherkennung und Sprachtraining zu Zischlauten, G, K und R für Kinder ab 4 Jahre
Ravensburger Otto Meier Verlag Ravensburg:	Nanu ich denk da liegt der Schuh Stibitzi Rategarten Turmbau zu Babel Spielgeschichten
Schmidt Spiele:	Lachen, Lachen, Lachen (nur für Schulkinder)
Sprachheilzentrum Ravensburg:	Ravensburger Sprachlernspiele – Spiele zur S-Lautbildung, enthält S1 Memory-Karten S2 Wort-Karten /s/ Wortauslaut S5 Suchbild „Laden von Herrn Meyer“ S6 „Der Mann sieht ...“ S7 Würfelspiel S8 S/SS-Inlaut S9 Ratebild „Umrisse erkennen – Gegenstände raten“ S10 Verben S12 Riese/Zwerg S14 /z/-Wörter
Trialogo, Konstanz:	(S)-Quartett Zwillingsbilder (S), 1994, 2001 Alte Logohefte für den Laut /s/, (3 Stück), 1994, vergriffen Logoheft für den Laut /s/, 2001 Karten aus dem Plappersack Programm zu /s/ Bilder aus dem Zaubermond Programm zu /s/
Werscherberger:	Werscherberger Sprachfibel Mappe D, Situationsbilder /s/, /ss/, /z/

** Das Kopieren des aufgelisteten Materials ist grundsätzlich verboten, wenn es nicht audrücklich als Kopiervorlage gekennzeichnet ist.*

11 Literatur

Bühling, Stefanie; von Kirchbach Beate (2008): MyoTeam, Ein Manual für die Einzel- und Gruppentherapie von Grundschulkindern und Jugendlichen mit myofunktioneller Störung. Schulz-Kirchner, Idstein

Boltze, Stefanie (2005): „Auf die Gruppe fertig los!" Chancen und Schwierigkeiten in der logopädischen Gruppentherapie von Kindern und Jugendlichen. Diplomarbeit Studiengang Psychologie, Uni Hamburg, Fachbereich Psychologie, bei Prof. Schulz von Thun/Dr. A. Redlich

Broomfield, Jan; Dodd, Barbara (2005): Clinical effectiveness. In: Dodd, B. (Hrsg.): Differential diagnosis and treatment of children with speech disorders. Whurr Publishers, London

Castillo Morales, Rodolfo (1991): Die orofaciale Regulationstherapie. Pflaum Verlag, München

Garliner, Daniel ([2]1989): Myofunktionelle Therapie in der Praxis. Hüthig, Heidelberg

Engel, Heidrun; Sauck, Sunhild (2001): Mit Erfolg therapieren, Die Zusammenarbeit von Logopädie und Kieferorthopädie – ein wichtiger Aspekt myofunktioneller Therapie. PS Verlag, Rostock

Gumpert, Maike (2010): Gruppen- oder Einzeltherapie bei kindlicher Artikulationsstörung? Ein Kosten-Wirksamkeits-Vergleich. In: Bücker, T. (Hrsg.) Angewandte Gesundheitsökonomie. Praxisbuch für Angehörige nicht ärztlicher Berufe in der stationären und ambulanten Versorgung. Kohlhammer, Stuttgart

Hahn, Vevi (1988): Myofunktionelle Therapie, Ein Beitrag zur interdisziplinären Fundierung aus der Sicht der Sprachbehindertenpädagogik. Profil, München

Haupt, Evemarie ([5]2010): Stimmst's? Stimmtherapie in Theorie und Praxis. Schulz-Kirchner, Idstein

Franke, Ulrike (1990): Artikulationstherapie bei Vorschulkindern, Diagnostik und Didaktik. Ernst Reinhardt, München

Fox, Annette V. (2003): Kindliche Aussprachestörungen, Phonologischer Erwerb, Differenzialdiagnostik, Therapie. 5. Auflage 2009, Schulz-Kirchner, Idstein

Kittel, Anita M. ([8]2007): Myofunktionelle Therapie. Schulz-Kirchner, Idstein

Kittel, Anita M. ([3]2008): Myofunktionelle Störungen, Ein Ratgeber für Eltern und erwachsene Betroffene. Schulz-Kirchner, Idstein

Möhring, H. (1938): Lautbildungsschwierigkeiten im Deutschen. Zeitschrift für Kinderforschung, 47, 186-235

Möller, Karen; Rosenberger, Rolf (1982): Gruppentherapie der hyperfunktionellen Stimmstörung – Erwachsene – ein Erfahrungsbericht. Hausarbeit zur staatl. Prüfung für Logopäden, Werner Otto Institut, Hamburg, bei Prof. Dr. W. Pascher

Schuster, Petra (2006): Übungen zur Mundfunktionstherapie. Seminarskript, Wedel

Van Riper, Carl Irwin John (1976): Artikulationsstörungen, Diagnose und Behandlung. Marhold, Berlin

Widhalm, Barbara Maria (2004): Stimmtherapie in der Gruppe, ein Konzept und seine Effektivität. Schulz-Kirchner, Idstein